JN427004

2018 개정판

해부·병태생리로 이해하는

SN 성인간호학

STEPS TO ADULT HEALTHY NURSING

포인트 리뷰 I 감염 / 호흡기 / 면역·알레르기

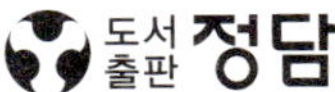
도서출판 정담

해부·병태생리로 이해하는

SN 성인간호학

포인트 리뷰 I 감염 / 호흡기 / 면역·알레르기

인쇄 / 2018년 1월 20일
발행 / 2018년 1월 30일

발행인 김정찬
편집기획 손지현
편집디자인 최민수

발행처 도서출판 정담
주소 서울특별시 송파구 송이로17길 50-27
(가락동 13-10) 2층
전화 02-443-2791
팩스 02-430-7370
홈페이지 www.jdb.co.kr
등록 제 22-135호

정가 15,000원
ISBN 978-89-8085-847-7
978-89-8085-835-4(set)

의학편저자 머리글

의학이라는 험산준령에서도 그 본령을 이루는 것이 내과학이라고 할 수 있다.

내과학은 거대한 퍼즐이다. 양적으로나 내용적으로도 결코 만만치 않은 분야이다. 여러분들이 그동안 배워온 해부학, 조직학, 생리학, 생화학, 약리학, 병리학 등의 각종 기초학 지식들을 머릿속에서 퍼즐처럼 맞추어 임상현장에서 적용하기 위해서는 암기보다 질환에 대한 이해가 우선시되어야 한다.

결국 임상현장에서의 적용은 단순한 암기만으로 도달할 수 있는 경지가 아니다. 인체와 질병에 대한 기초의학에서 배웠던 모든 지식을 임상적인 지식에 접목시키고 그것을 다시 환자에 적용시킬 수 있는 수준으로 끌어올리기 위해서는 질병을 종합적으로 이해해야만 한다.

의과대학 본과생들 가운데는 참고서의 모든 것을 달달 외우려 했던 학생들도 더러 있었다. 그러나 아무리 기억력이 우수하다고 해도 암기만으로는 모든 내용을 기억할 수도 없으며, 아무런 연관성도 없는 의학용어의 나열만 암기한다고 해서 그 노력만큼 성적이 따라주지도 않았다.

이렇게 된 가장 큰 원인은 그들이 기초의학을 제대로 이해하지 못하였고 이를 임상의학과도 융합시키지 못했기 때문이다. 정상적인 인체의 구조, 생리, 병리에 대해서 잘 알지 못하면 각종 질환이 어떻게 초래되는지도 이해하기 힘들기 때문에 결국에는 책 속의 모든 내용을 외우려고 하는 악순환에 빠져버리는 것이다.

그렇다면 어떻게 해야 할까?

현실적으로 학교에서 임상의학을 공부하면서 다시 기초의학을 처음부터 공부한다는 것은 너무 어려운 일이다. 그렇기 때문에 기본으로 돌아가 그동안 공부했던 기초의학인 해부생리와 병태생리를 질환과 연계하여 다시 정리할 수 있도록 공부해야 한다.

이 책은 그동안 공부해왔던 인체의 해부학, 조직학, 생리학, 병리학 등의 각종 지식들을 리뷰할 수 있도록 간결하면서도 꼼꼼하게 서술하고 있다.

인체의 어떤 부위에서 어떠한 원인과 기전에 의해 질환이 발생하는지 이해하기 쉽도록, 또한 다양한 질환의 진단·증상·검사·치료 등에 대한 각각의 핵심내용을 명확하게 파악할 수 있도록 그림과 사진을 적절하게 활용하여 요점을 간결하게 서술하였다.

그렇기 때문에 이 책으로 공부하면 질환에 따른 병태생리와 증상, 치료 및 간호 모든 부분이 저절로 퍼즐이 맞춰지듯이 이해될 것이며, 따라서 자연스레 암기할 내용도 확연히 줄어들 것이다. 그리고 당연히 임상실습과 국시에도 반드시 필요한 지침서가 될 것이다.

2018년 편저자 일동

간호감수자 머리글

병원간호사회는 미래의 간호사인 학생들의 학습에 도움을 주기 위하여 정담 출판사에서 요청한 <성인간호학>의 간호관리와 포인트 리뷰 부분을 감수하기로 결정하였다. 감수과정에서 간호 파트 내용의 오류를 정정하였고 또한 간호 과정에서 누락된 핵심내용을 보충하여 감수하였다.

간호 과정(Nursing Process)의 목적은 환자의 질병을 올바르게 이해하고 질병의 치유 및 회복 과정에 따라 환자의 신체적·정신적·사회적 문제를 해결하는 과정에 초점을 맞추는 것이다.

학생들이 교재를 통해 학습된 간호 과정을 임상 현장에서 실제로 어떻게 적용하면 좋을지 판단하는 것은 매우 어려운 일이다. 이 교재에서는 학생들이 체계적으로 간호과정을 적용하기 위하여 간호 과정의 흐름을 한눈에 파악할 수 있도록 간호문제, 간호진단, 간호목표, 간호수행 항목을 일목요연하게 정리하여 실었다.

또한 포인트 리뷰의 '셀프 복습문제'를 통해 스스로 리뷰할 수 있도록 하였고, 이 리뷰가 끝난 뒤 '핵심 정리 문제'를 풀면서 향후 국시를 위한 확실한 길라잡이가 될 수 있도록 하였다. 뿐만 아니라 임상실습에서도 학생들은 환자 개개인의 간호문제에 따른 간호과정을 쉽게 적용할 수 있게 되어 학습효과를 더욱 실감할 수 있을 것이다.

이 교재가 성인간호학의 주요 참고도서로 폭넓게 사용할 수 있을 것으로 생각하며 감수 글을 마감한다.

2018년 감수자 일동

편저·감수 명단 (가나다순)

의학편저

김 세 규
연세대학교 의과대학 호흡기내과

김 준 명
연세대학교 의과대학 감염내과

문 영 명
연세대학교 의과대학 소화기내과

이 꽃 실
관동대학교 의과대학 감염내과

이 수 곤
연세대학교 의과대학 결합조직내과

정 남 식
연세대학교 의과대학 심장내과

고 윤 웅
연세대학교 의과대학 혈액내과

차 봉 수
연세대학교 의과대학 내분비내과

최 규 헌
연세대학교 의과대학 신장내과

최 일 생
연세대학교 의과대학 신경내과

홍 천 수
연세대학교 의과대학 면역·알레르기내과

간호감수

김 연 희
서울아산병원 간호부원장

박 희 라
경희대병원 간호팀장

오 경 환
세브란스병원 간호수석부장

이 명 해
경희대병원 간호본부장

이 순 행
서울아산병원 간호팀장

이 창 숙
단국대병원 UM

장 창 섭
서울대병원 수간호사

조 문 숙
분당서울대병원

최 경 옥
서울성모병원 간호부장

일러두기

공부를 시작하기 전에 우선 이 책이 어떤 방식으로 구성되어 있는지 알아보도록 하자.

질환별 간호관리

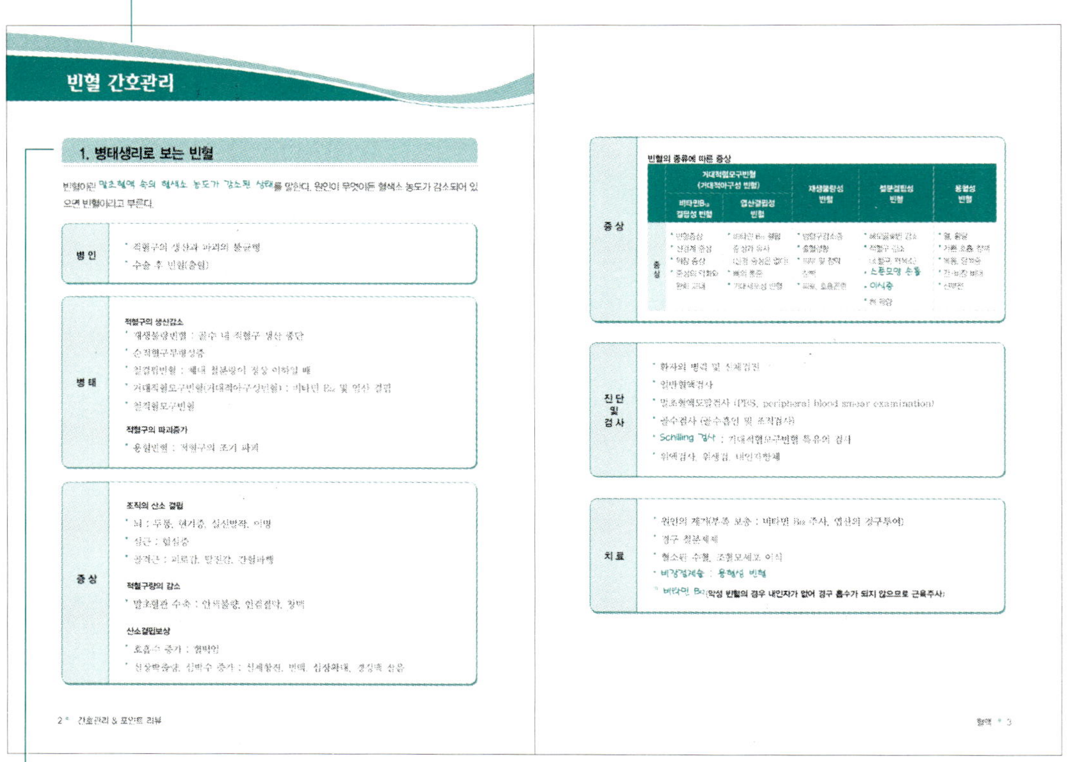

빈혈 간호관리

1. 병태생리로 보는 빈혈

빈혈이란 말초혈액 속의 혈색소 농도가 감소된 상태를 말한다. 원인이 무엇이든 혈색소 농도가 감소되어 있으면 빈혈이라고 부른다.

병 인	• 적혈구의 생산과 파괴의 불균형 • 수술 후 빈혈(출혈)
병 태	**적혈구의 생산감소** • 재생불량빈혈 : 골수 내 적혈구 생산 중단 • 순적혈구무형성증 • 철결핍빈혈 : 체내 철분량이 정상 이하일 때 • 거대적혈모구빈혈(거대적아구성빈혈) : 비타민 B_{12} 및 엽산 결핍 • 철적혈모구빈혈 **적혈구의 파괴증가** • 용혈빈혈 : 적혈구의 조기 파괴
증 상	**조직의 산소 결핍** • 뇌 : 두통, 현기증, 실신발작, 이명 • 심근 : 협심증 • 골격근 : 피로감, 탈진감, 간헐파행 **적혈구량의 감소** • 말초혈관 수축 : 안색불량, 안검결막, 창백 **산소결핍보상** • 호흡수 증가 : 혈떡임 • 심장박출량, 심박수 증가 : 신체활진, 빈맥, 심장확대, 경정맥 잡음

2 • 간호관리 & 포인트 리뷰

증 상	**빈혈의 종류에 따른 증상** 거대적혈모구빈혈(거대적아구성 빈혈): 비타민B_{12} 결핍성 빈혈, 엽산결핍성 빈혈 / 재생불량성 빈혈 / 철분결핍성 빈혈 / 용혈성 빈혈 • 스푼모양 손톱 • 이식증
진단 및 검사	• 환자의 병력 및 신체검진 • 일반혈액검사 • 말초혈액도말검사 (PBS, peripheral blood smear examination) • 골수검사 (골수흡인 및 조직검사) • Schilling 검사 : 거대적혈모구빈혈 특유의 검사 • 위액검사, 위생검, 내인자항체
치 료	• 원인의 제거(부족 보충 : 비타민 B_{12} 주사, 엽산의 경구투여) • 경구 철분제제 • 혈소판 수혈, 조혈모세포 이식 • 비장절제술 : 용혈성 빈혈 • 비타민 B_{12}(악성 빈혈의 경우 내인자가 없어 경구 흡수가 되지 않으므로 근육주사)

혈액 • 3

① 병태생리로 보는 질환

앞서 공부했던 질환의 핵심내용을 정리하여 한눈에 살펴볼 수 있도록 간결하게 서술하였다.

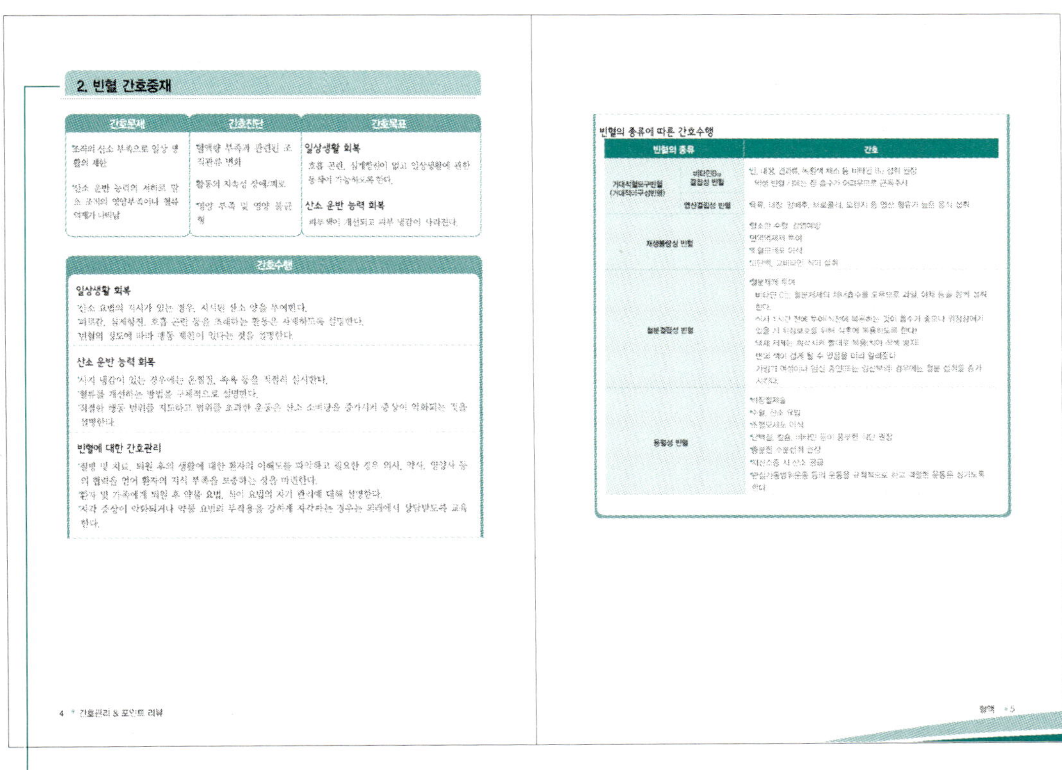

② 질환별 간호중재

질환에 따른 간호문제, 간호사정, 간호진단, 간호목표, 간호수행 등을 한눈에 볼 수 있도록 표로 정리하여 임상실습에 적용이 되도록 하였다.

질환별 포인트 리뷰

빈혈 포인트 리뷰

셀프 복습 문제

개요

01 빈혈에 개념에 대해 기술해보자.

정답 01 혈색소, 혈색소

병인

02 빈혈의 종류에 따른 원인에 대해 알아보자.

02 ① ⓐ 비타민 B_{12}, ⓑ 엽산 ② 적혈구 ③ 철분량 ④ 적혈구

핵심 정리 문제

01 재생불량성 빈혈의 주요 원인으로 옳지 않은 것을 골라라.

02 재생불량성 빈혈의 증상으로 옳지 않은 것을 골라라.

03 재생불량성 빈혈 환자의 가장 효과적인 치료방법은 무엇인가?

정답 01 ③ 02 ④ 03 ④

① 셀프 복습 문제

간단한 문답식 문제를 통해 간호관리에서 정리했던 내용을 다시 되새겨 복습하고 확실하게 기억할 수 있도록 하였다.

② 핵심 정리 문제

실제 시험 문제에 출제되었던 문제들의 요점만을 모아 질환별로 재구성했다. 핵심정리된 문제를 풀면서 지금까지 공부해왔던 내용을 다시 한 번 점검해볼 수 있으며 국시에도 대비할 수 있다.

차례 포인트 리뷰

포인트 리뷰

감염

전염단핵구증 간호관리

1. 병태생리로 보는 전염단핵구증

EB바이러스(Ebstein-Barr Virus : EBV)가 B세포에 감염하여, 감염세포를 배제하기 위해 면역 · 염증이 유발되는 질환이다.

병 인	• 일반적으로 타액을 통하여 감염되므로 Kissing Disease 라고도 불린다. • 주로 사춘기에 감염되며 10~20대 젊은 층에서 호발한다.
병 태	• 전염단핵구증의 원인균인 EBV는 3세까지 약 80%에서 첫 감염을 일으키지만, 무증상 감염으로 끝나는 경우가 많다. • 사춘기 이후 EBV에 첫 감염을 일으키면 전염 단핵구증을 발병하기 쉽다. • EBV는 Burkitt 림프종, 상인두암 등의 악성 종양의 발병에도 관여한다.
증 상	• 오르내림열(이장열) • 전신림프절 종대(특히 목 부분) • 눈꺼풀 부종 • 인두통 • 편도염 • 발진(피부, 입천장의 홍반) • 간비장비대
진 단 및 검 사	• 말초혈액 속의 이형림프구 증가(진한 호염기성 세포질) • Paul-Bunnel 반응 양성 • WBC 증가, AST·ALT 상승 • EBV 항체가를 측정하여 확정진단한다. • VCA-IgM, VCA-IgG, EBNA 3종류의 항체를 측정한다.

치 료	• 심각한 합병증이 없는 한, 기본적으로 안정과 대증요법을 위주로 한다. • 비스테로이드성 항염증제 • 세균 감염 합병이 의심되면 페니실린계는 피진을 일으키므로 금기이다. • 항바이러스제는 효과가 없다.

2. 전염단핵구증의 간호중재

간호문제	간호진단	간호목표
• 인후통, 두통, 근육통 등의 통증	• 안락장애 • 통증으로 인한 수면 유형 변화	• 통증이 완화된다. • 염증이 가라 앉는다.
• 감염 과정에 속발하는 권태감	• EB바이러스 감염에 의해 활동내성 저하	• 신체의 피로 정도에 맞추어 휴식, 활동을 규칙적으로 취할 수 있다.
• 감염으로 인해 고체온이 지속된다. • 고체온으로 인한 탈수	• 고체온 • 고체온으로 인한 체액 상실	• 가능한 한 정상 체온을 유지한다. • 탈수증상을 일으키지 않도록 수분보충을 할 수 있다.

간호수행

통증 완화

- 필요 시 비스테로이드성 항염증제(NSAIDs)를 의사의 처방에 의해 투여한다.
- 규칙적인 생활 패턴을 유지할 수 있도록 지도한다.

환자의 활동 및 휴식 관리

- 환자의 일정에 맞추어 안정시간을 계획한다.
- 활동 사이에 휴식 시간을 넣도록 한다.
- 증상이 나타나는 동안에는 가능한 한 안정을 도모하고, 증상 개선과 함께 활동을 조금씩 개시할 수 있도록 한다.

체온 상승으로 인한 탈수 예방

- 탈수를 예방하기 위한 적절한 양의 수분보급을 하고 수분보급을 적극적으로 행해야 할 필요성을 설명한다.
- 환자에게 적당한 실내 온도를 유지한다.
- 환자의 몸 상태에 맞추어 휴식과 안정을 취하도록 한다.

전염단핵구증 포인트 리뷰

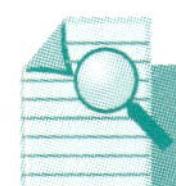

셀프 복습 문제

개요

01 전염단핵구증의 개념을 간단하게 기술해보자.

- __________가 B세포에 감염하여 감염세포를 배제하기 위해 __________이 유발되는 질환이다.

증상

02 전염단핵구증의 증상에 대해 옳은 것을 모두 골라보자.

① 이장열
② 편도염
③ 전신림프절 종대
④ 발진
⑤ 눈꺼풀 부종
⑥ 인두통

치료 및 간호

03 전염단핵구증의 치료 및 간호에 대해 기술해보자.

① 기본적으로 __________과 ____________이 위주가 된다.
② 처방에 따라 __________를 투여한다.
③ 탈수 예방을 위해 ____________을 섭취하도록 한다.

정답

01 EB바이러스, 면역·염증

02 ①, ②, ③, ④, ⑤, ⑥
* 그 외에도 간비장비대가 증상으로 나타나며 드물게 비장 파열이 일어나기도 한다.

03 ① 안정, 대증요법
② NSAIDs
③ 충분한 수분

핵심 정리 문제

01 전염단핵구증에 대한 설명으로 옳지 않은 것은?

① 보통 타액을 통해 전염된다.
② Kissing Disease라고 부르기도 한다.
③ 주로 40~50대의 중년층에서 호발한다.
④ 이장열, 림프절 종창이 나타난다.
⑤ 안정 및 대증요법이 주가 된다.

02 전염단핵구증 환자의 간호로 옳지 않은 것은?

① 처방에 따라 NSAIDs를 투여한다.
② 환자의 일정에 맞추어 활동시간과 휴식시간을 계획한다.
③ 부종을 방지하기 위해 수분섭취를 제한한다.
④ 환자에게 알맞은 실내 온도를 유지한다.
⑤ 증상이 호전되면 활동을 조금씩 하도록 한다.

정답

01 ③
주로 사춘기에 감염되며 10~20대의 젊은 층에서 호발한다.

02 ③
탈수 예방을 위해 적절한 수분을 섭취하도록 하고 적극적인 수분보급을 해야 할 필요성을 설명해준다.

풍진 간호관리

1. 병태생리로 보는 풍진

풍진은 약 2주일간의 잠복기를 거쳐 발열과 함께 전신에 홍반을 나타내는 감염증으로서, togavirus과의 rubella virus에 의해 발병한다. 전신증상은 홍역에 비해 가벼워, 발병 후 며칠 지나면 열과 발진은 사라진다. 성인에 발병한 경우에는 고열과 폐렴 등의 합병증을 일으키는 경우가 있다. 합병증으로는 뇌염, 관절염, 특발성 혈소판감소성 자반병(ITP)이 있다.

병 인	• 풍진 바이러스의 감염
병 태	• 선천성 풍진 증후군이 문제가 되며 임신부가 풍진에 감염되면 태아에게 악영향을 미친다. • 홍역과 달리 카타르 증상은 거의 나타나지 않는다. • 풍진바이러스는 림프절에서 증식하므로 전신의 림프절에서 종창이 나타난다.
증 상	• 잠복기(약 2주) 후 갑작스런 발진으로 발병 • 발열(발진과 동시에 나타남) • 림프절 비대 • 감음성 난청 • 선천성 백내장 • 선천성 심장질환(폐동맥협착, 심실중격결손 등) *** 합병증 : 뇌염, 관절염, 특발성 혈소판 감소성 자반병(ITP)**
진 단 및 검 사	• 특유의 발진, 발열의 관찰 • 풍진 바이러스의 검출 • lgM 항체의 수치가 높음 • 페어혈청에서 HI항체가가 4배 이상 상승하면 확정진단

치 료	• 임신 중에 예방접종은 금기이다(발병할 위험이 있으므로). • 12~15개월에 1차 접종을 하고 만 4~6세경 추가 예방접종을 실시한다.

2. 풍진의 간호중재

간호문제	간호진단	간호목표
• 감염이 확산될 위험이 있다.	• 풍진바이러스에 의한 감염 위험성	**감염 예방** • 감염이 확산되지 않고 회복된다.
• 발열에 따른 체력 소모, 림프절 종창, 인두통 등에 의한 통증	• 통증 • 불쾌감 호소	**발열로 인한 고통 경감** • 증상에 수반한 고통을 최소화한다.
• 발진에 의해 피부손상을 초래할 수 있다.	• 발진에 의한 피부 장애 - 피부 손상 - 소양감	**피부점막 손상 예방** • 피부점막 장애를 최소화한다.

간호수행

감염 예방

- 개인병실로 격리하고 다른 사람과의 접촉을 피한다.
- 충분히 손을 씻도록 한다.
- 병실 격리의 필요성에 대해 환자와 가족들에게 설명한다.
- 발진이 없어질 때까지 통원·통학 등을 하지 않도록 설명한다.

발열로 인한 고통 경감

- 실내 온도는 20℃ 전후, 습도는 60% 이상을 유지한다.
- 발열 시에는 수분보급을 충분히 한다.
- 환자에게 수분보급과 안정의 필요성에 대해 설명한다.

피부점막 손상 예방

- 발진출현 부위 및 정도의 경과를 관찰한다.
- 수건으로 환자의 피부를 닦아 청결을 유지한다.
- 환자의 손톱을 짧게 깎도록 한다.
- 피부를 긁지 않도록 환자에게 설명한다.

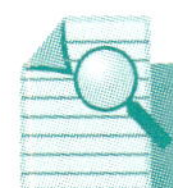

풍진 포인트 리뷰

셀프 복습 문제

개요

01 풍진의 개념을 간단하게 기술해보자.

– 풍진은 약 2주일간의 잠복기를 거쳐 ________과 함께 전신에 ______________을 나타내는 감염증으로서, togavirus과의 rubella virus에 의해 발병한다.

증상

02 풍진의 증상에 대해 적어보자.

① ___________ ② ___________ ③ _______________

간호

03 풍진의 간호

① 감염예방을 위해 환자를 _____________하고 ___________을 피한다.

② 발열 시 __________을 충분히 한다.

③ 환자에게 충분히 손을 씻도록 하고 ________을 유지한다.

④ _____________예방을 위해 환자의 손톱을 짧게 깎도록 하고 피부를 긁지 않도록 한다.

정답

01 발열, 홍반

02 ① 발진
② 발열
③ 림프절 비대

03 ① 개인병실로 격리, 타인과의 접촉
② 수분보급
③ 청결
④ 피부점막 손상

핵심 정리 문제

01 **풍진에 대한 설명으로 옳지 않은 것은?**

① RNA바이러스인 풍진바이러스의 감염으로 발병한다.
② 임산부가 감염되면 태아에게 악영향을 미치므로 주의해야 한다.
③ 홍역과 마찬가지로 카타르 증상이 나타난다.
④ 발열과 발진이 동시에 나타난다.
⑤ 임신 중에 예방접종은 금기이다.

02 **풍진의 증상으로 옳은 것은?**

① 잠복기는 3~4일로 갑작스런 발진으로 발병한다.
② 발진은 얼굴, 손발 등 국소적으로 나타난다.
③ 전신에 색소침착이 나타난다.
④ 전신의 림프절에서 종창이 나타난다.
⑤ 가려움증은 없으며 발진은 일주일 후에 사라진다.

03 **풍진의 치료 및 간호에 대해 옳지 않은 것은?**

① 임신 중에도 예방접종은 반드시 해야 한다.
② 발열 시에는 충분한 수분보급을 한다.
③ 발진이 없어질 때까지 격리하도록 한다.
④ 병실 습도를 60% 이상으로 유지한다.
⑤ 손톱을 짧게 깎도록 하고 피부를 긁지 않도록 주의시킨다.

정답

01 ③
카타르 증상은 거의 나타나지 않는다.

02 ④
* 풍진의 잠복기는 약 2주로 갑작스런 발진으로 발병하며 발열이 함께 나타난다. 발진은 얼굴에서부터 시작되어 전신으로 퍼진다. 홍역과 달리 발진이 융합되지 않고 색소침착도 없다. 가벼운 가려움증을 동반하지만 3일 만에 사라진다. 전신의 림프절에서 종창이 나타나는데 특히 귀 뒤쪽의 림프절 종창이 눈에 띈다.

03 ①
약독성 백신으로도 발병할 수 있으므로 임신 중에 풍진 예방접종은 금기이다. 접종대상은 12개월 이상의 모든 소아와 예방접종을 받지 않은 청소년 및 성인, 특히 임신 전 가임기 여성이다. 태아에게 수직감염이 일어날 수 있으므로 예방접종 후 28일간은 임신을 피하도록 한다.

홍역 간호관리

1. 병태생리로 보는 홍역

홍역은 홍역바이러스(measles virus)에 의한 급성 열성 발진증으로 풍진보다 위중하고 감염력도 상당히 강하다. 항체가 없는 사람은 감염자 가까이에 있으면 발병할 확률이 높다. 폐렴이나 뇌염 · 뇌수막염이나 간기능장애 등 합병증도 다양하다.

병 인	• 홍역 바이러스에 의한 급성 열성 발진증 • 공기감염, 접촉감염, 비말감염 등으로 감염된다.
병 태	• 비말감염에 의해 상기도로 들어가, 점막상피세포 안에서 증식한다. • 편도나 국소 림프절에서 더욱 증식한 뒤 1차 바이러스혈증을 일으키고 전신 장기에 퍼진다. • 급성기 이외의 증상으로는 아급성 경화범뇌염이 있는데 예후가 매우 나쁘다. • 홍역바이러스에 감염되면 95% 이상이 발병하여 무증상 감염은 거의 없다.
증 상	• 약 10일의 잠복기를 거쳐 발열과 함께 콧물, 눈곱, 기침 등의 카타르 증상으로 발병 • 카타르기가 지나면 볼 안쪽 점막에 직경 1mm 정도의 주위가 붉고 작은 회색 반점이 나타나고(Koplik 반점) 그 후 발진이 나타난다. • 38℃대의 2봉성 발열 후, 전신에 홍반, 구진형의 발진이 나타난다. *** 합병증 : 폐렴, 뇌염, 뇌수막염, 간기능 장애 등**
진단 및 검사	• 홍역 lgM 항체(+) • 홍역 바이러스 분리 • 혈액 검사
치 료	• 기침 및 고열에 대한 대증요법을 실시한다. • 접촉 후 72시간 내에 홍역백신을 접종하거나 6일 내에 면역글로불린 제제를 근육주사하면 발병을 예방할 수 있다.

2. 홍역의 간호중재

간호문제	간호진단	간호목표
• 카타르증상, 발진에 의한 피부 점막의 장애 초래	• 피부점막의 발적·손상 등의 피부 통합성 장애	**피부점막 손상 예방** • 카타르증상, 발진에 의한 고통 및 피부 점막의 장애를 최소화한다.
• 발열에 따른 체액상실, 경구 섭취 부족에 의한 탈수의 위험	• 체액상실 및 불충분한 경구 섭취로 인한 체액량 부족 위험 상태	**발열에 의한 탈수 예방** • 발열에 의한 체력의 소모를 최소화한다. • 탈수의 징후가 나타나지 않게 한다.
• 수반증상으로 인한 삶의 질 저하	• 감염에 따른 증상으로 인한 활동내성 저하	**정상적인 일상 활동 유지** • 수반증상이 경감되어 일상 활동을 유지할 수 있도록 한다.

간호수행

피부점막 손상 예방

- 자극적인 음식은 피한다.
- 구강점막을 청결하게 관리한다.
- 구강점막의 염증증상에 맞춘 식사섭취, 구강보호의 필요성을 환자와 가족에게 설명한다.

발열에 의한 탈수 예방

- 전신증상, 식욕, 경구섭취량 등의 경과를 관찰한다.
- 경구섭취가 곤란한 경우에는 지속점적을 행한다.
- 발열 시에는 지시에 따른 좌약을 사용한다.
- 환자가 좋아하는 음식을 섭취하게 하고 가능한 한 경구섭취할 수 있도록 한다.

정상적인 일상 활동 유지

- 발진 후 5일까지는 환자를 격리시켜야 한다.
- 증상에 대한 대처요법을 행한다. 치료법으로는 해열제, 진해제, 항생물질, 수액요법 등이 있다.
- 충분한 수분보급·영양섭취를 하게 하고, 처방된 내복약을 확실하게 투여하도록 한다.

홍역 포인트 리뷰

셀프 복습 문제

개요

01 홍역의 개념을 간단하게 기술해보자.

– 홍역은 ___________에 의한 급성 열성 발진증으로, _____감염, 접촉감염, ______감염 등으로 감염된다.

증상

02 홍역의 증상에 대해 기술해보자.

① 10일 정도의 잠복기 후 ____________으로 발병 : 콧물, 눈곱, 기침 등
② 카타르기 이후에는 볼 안쪽 점막에 붉고 작은 반점이 나타나고 그 후 ________발생
③ 2봉성 발열 후 전신에 _______, 구진형 발진 발생

치료

03 홍역의 예방접종에 대해 기술해보자.

– 접촉 후 ______시간 내에 홍역백신을 접종하거나 6일 내에 ________________를 근육주사한다.

간호

04 홍역의 간호에 대해 기술해보자.

① 자극적인 음식은 금하고 __________을 청결하게 관리한다.
② 경구 섭취가 곤란한 경우에는 __________을 행한다.
③ 충분한 ________ 및 ________섭취를 하도록 한다.

정답

01 홍역 바이러스, 공기, 비말

02 ① 카타르 증상
② 발진
③ 홍반

03 72, 면역글로불린제제

04 ① 구강점막
② 지속점적
③ 수분, 영양

핵심 정리 문제

01 홍역에 대한 설명으로 옳지 않은 것은?

① 홍역 바이러스에 의한 급성 열성 발진증이다.
② 혈액 및 체액감염 등으로 전파된다.
③ 점막상피세포 내에서 증식하여 전신의 장기로 퍼진다.
④ 폐렴이나 뇌염 등의 합병증이 나타나기도 한다.
⑤ 무증상감염은 거의 없다.

02 홍역의 증상으로 옳지 않은 것은?

① 10일 정도의 잠복기를 거친 후 발열과 함께 콧물, 눈곱, 기침 등의 증상이 나타난다.
② 카타르기가 지나면 볼 안쪽 점막에 코플릭 반점이 나타나는 것이 특징이다.
③ 38℃대의 2봉성 발열 후, 전신에 홍반, 구진형의 발진이 나타난다.
④ 발진의 양상은 홍반으로 구진 상태를 이루며 서로 융합되지는 않는다.
⑤ 회복기에 접어들면 10일 이내에 치유되지만 발진부위에는 갈색 색소가 침착된다.

03 홍역의 간호에 대한 설명으로 옳지 않은 것은?

① 바이러스 접촉 후 72시간 내에 홍역백신을 접종하면 증상을 예방할 수 있다.
② 발열 후 5일까지는 환자를 격리시켜야 한다.
③ 입맛을 돋우기 위해 자극적인 음식을 제공한다.
④ 경구섭취가 곤란한 경우에는 지속점적을 행한다.
⑤ 충분한 수분보급 및 영양섭취를 하도록 한다.

정답

01 ②
홍역은 공기감염, 접촉감염, 비말감염 등으로 전염된다.

02 ④
홍역의 발진은 서로 융합되는 것이 특징이다.

03 ③
자극적인 음식은 피하고 구강점막의 염증증상에 맞춘 식사를 섭취하도록 하며, 구강보호의 필요성을 환자와 가족에게 설명한다.

한타바이러스 질환 간호관리

1. 병태생리로 보는 한타바이러스 질환

한타바이러스 질환은 전 세계적인 감염으로, 쥐 등의 야생 설치류의 배설물에 존재하는 바이러스가 공기 중에 떠돌다가 호흡기를 통해 감염되며 사람 간 전파는 되지 않는다. 사망률은 폐 증후군에 의해 50% 정도이다. 인간에게서 급성 호흡부전 증후군을 포함한 신증후군, 폐 증후군과 출혈성 열의 증상을 나타낸다. 그중 신증후성 출혈열(유행성 출혈열)은 한타바이러스에 동반되는 신부전을 특징으로 하는 바이러스성 출혈열의 하나이다.

	신증후성 출혈열	한타바이러스폐증후군
병 인	• Hantaan virus • Seoul virus • Puumala virus	• Sin Nombre virus
병 태	• 쥐 등의 자연 숙주에 존재하는 바이러스가 체내 감염 • 숙주의 분뇨에 오염된 먼지나 음식물로부터 기도나 경구를 통해 감염 • 잠복기간은 2~3주일	• 쥐를 매개로 하여 감염하며 주로 폐에 장애를 일으킨다.
증 상	• 발열, 결막염, 피부의 점상출혈 등 출혈열 증상 후 쇼크증상 • 신장증상(단백뇨, 혈뇨) → 중증화되면 핍뇨로 인한 신부전	• 결막이나 피부의 점상출혈이 나타나지 않는 경우가 많다. • 비특이적 증상(발열, 근육통, 관절통) → 중증화되면 폐부종 (호흡부전, 빈맥 발생, 사망률이 높다)
진단 및 검사	• 혈청 속 특이적 IgM항체가 증명되면 확정진단한다.	
치 료	• 대증요법 – 신장 장애나 출혈에 의한 쇼크 관리	

2. 한타바이러스 질환의 간호중재

간호문제	간호목표
• 인간에게서 급성 호흡부전 증후군을 포함한 신증후군, 폐증후군과 출혈성 열의 증상을 나타낸다. • 한타바이러스는 폐부종, 흉막삼출 등의 문제가 보인다.	• Rodent 통제를 철저히 한다. (한타바이러스 질환은 공기 전파로 인해 감염된다) • 특이 요법이 따로 없으므로 조기에 진단하여 입원, 안정이 가능하도록 한다.

간호수행

한타바이러스 질환의 간호수행

- 조기에 진단하여 입원, 안정이 가능하도록 한다.
- 감염 지역의 소독을 실시한다.
- 음식물을 적절히 보관하도록 한다.
- 대상자에게 호흡 부전이 나타나는지 사정하고 적절한 중재를 실시한다.
- 기관삽관과 인공호흡기 치료가 초기에 필요하다.

한타바이러스 질환 포인트 리뷰

셀프 복습 문제

개요

01 한타바이러스의 개념을 살펴보자.

– 한타바이러스 질환은 급성 호흡부전 증후군을 포함한 신증후군, 폐 증후군과 출혈성 열의 증상을 나타낸다. 그중 신증후성 출혈열은 한타바이러스에 동반되는 ________을 특징으로 하는 바이러스성 출혈열의 하나이다.

신증후성 출혈열

02 신증후성 출혈열에 대해 기술해보자.

병태	① 쥐 등의 ________에 존재하는 바이러스가 체내 감염된다. ② 숙주의 분뇨에 오염된 먼지나 음식물로부터 ________나 ________를 통해 감염된다.
임상 증상	③ 발열, 결막염, 피부의 점상출혈 등 ________증상 후 _____ 증상 ④ 신장증상(단백뇨, 혈뇨) → 중증화되면 ________로 인한 ________

한타바이러스폐증후군

03 한타바이러스폐증후군에 대해 기술해보자.

병태	① ________를 매개로 하여 감염하며 주로 ________에 장애를 일으킨다.
임상 증상	② 결막이나 피부의 ________이 나타나지 않는 경우가 많다. ③ 비특이적 증상(발열, 근육통, 관절통) → 중증화되면 ________(호흡곤란, 빈맥 발생. 사망률이 높다)

정답

01 신부전(콩팥기능상실)

02 ① 자연 숙주 ② 기도, 경구 ③ 출혈열, 쇼크 ④ 핍뇨, 신부전

03 ①쥐, 폐 ②점상출혈 ③폐부종

간호

04 한타바이러스 질환의 간호에 대해 기술해보자.

① 감염 지역의 ______을 실시한다.

② 대상자에게 __________이 나타나는지 사정하고 적절한 중재를 실시한다.

③ ___________과 ___________치료가 초기에 필요하다.

정답

04 ① 소독
② 호흡부전
③ 기관삽관, 인공호흡기

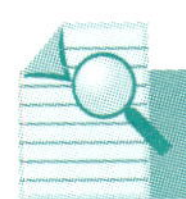

핵심 정리 문제

01 한타바이러스 질환에 대한 설명으로 옳지 않은 것은?

① 쥐 등의 자연 숙주가 매개가 된다.
② 신증후군 및 폐증후군, 출혈성 열 등을 나타낸다.
③ 유행성 출혈열의 잠복기는 2~3주이다.
④ 설치류 배설물의 공기전파로 인해 감염된다.
⑤ 한타바이러스폐증후군에서는 점상출혈이 일반적으로 나타난다.

정답

01 ⑤
점상출혈은 신증후성 출혈열(유행성 출혈열)에서 나타나며 한타바이러스폐증후군에서는 나타나지 않는 경우가 많다.

02 한타바이러스 질환의 증상으로 옳지 않은 것은?

① 신증후성 출혈열에서는 발열, 결막염, 피부의 점상출혈 등의 출혈열 증상 후 쇼크증상이 나타난다.
② 한타바이러스폐증후군에서는 결막이나 피부의 점상출혈이 나타나지 않는 경우가 많다.
③ 신증후성 출혈열에서 단백뇨, 혈뇨 등의 신장증상이 중증화되면 핍뇨로 인한 신부전이 발생한다.
④ 한타바이러스폐증후군에서는 발열, 근육통, 관절통 등의 비특이적 증상이 나타난다.
⑤ 한타바이러스폐증후군이 중증화되면 심부전으로 인한 호흡곤란, 빈맥 등이 발생한다.

02 ⑤
한타바이러스폐증후군이 중증화되면 폐부종이 발생한다. 호흡부전, 빈맥 등이 나타나며 사망률이 높다.

03 한타바이러스 질환의 치료 및 간호에 대한 설명으로 옳지 않은 것은?

① 치료는 대증요법이 중심이 된다.
② 사람끼리도 전염되므로 환자를 즉시 격리한다.
③ 초기에 기관삽관과 인공호흡기 치료가 필요하다.
④ 호흡부전이 일어나는지 관찰하고 중재한다.
⑤ 신장 장애나 출혈에 의한 쇼크 관리를 한다.

정답

03 ②
한타바이러스는 사람끼리는 전파되지 않는다.

후천면역결핍 증후군(AIDS) 간호관리

1. 병태생리로 보는 후천면역결핍 증후군(AIDS)

기회 감염증을 일으키기 쉬운 상태의 하나로 유명한 것이 후천면역결핍증후군(AIDS)이다. AIDS는 사람면역결핍바이러스(human immunodeficiency virus ; HIV)의 감염에 의해 발병하지만 감염되어 있는 상태와 발병한 단계는 면역의 상태가 다르다. 발병 이전에 치료를 개시하면 AIDS의 발병 및 기회감염증의 출현빈도가 감소하는 경향이 있다.

병 인	• 성 접촉, 혈액 및 모체로부터의 HIV 바이러스 감염
병 태	• HIV는 $CD4^+$T cell에 감염하며 $CD4^+$T cell 에는 T cell (림프구), 대식세포가 있다. • HIV에 감염된 $CD4^+$T cell은 내부에서 바이러스 증식이 일어나 죽기 때문에 체내의 $CD4^+$T cell은 계속 감소된다.
증 상	**HIV 감염의 증상** • 발열 (감염 후 2~4주일) • 림프절 종창 • 발진(난치성이며 광범위하게 나타난다) • 인두염, 근육통, 관절염
진 단 및 검 사	• 혈액 중의 $CD4^+$T cell 검사(정상이면 $CD4^+$T cell 이 750~1,250/ul 존재. $CD4^+$T cell의 수가 200 이하가 되면 면역결핍으로 인해 여러 질환에 걸리게 된다.) • 검사소견 : 백혈구(특히 림프구) 감소, 혈소판 감소, 면역글로불린 증가 • HIV 항체의 screening 검사 • 항체 확인 검사 • HIV 항원 검사

치 료	•단백분해효소억제제 •항HIV 요법 •고효능 항레트로바이러스 치료요법(HAART)

2. 후천면역결핍 증후군(AIDS)의 간호중재

간호문제	간호진단	간호목표
•활동 시 호흡 곤란으로 일상생활에 지장 초래	•활동 중 호흡 곤란 •활동 후 피로감	•활동 시 호흡 곤란의 자각이 줄어들어 일상생활을 스스로 할 수 있다. •활동 내성을 저하시키는 요인을 찾아낼 수 있다. •활동 시 호흡 곤란의 자각을 최소한 억제하고 자기 관리를 할 수 있다.
•근력저하 •권태감 •저산소혈증	•현기증 등에 의한 낙상 위험성	•신체 회복 상태에 맞추어 일상 활동을 늘려나간다. •낙상에 의한 외상이 일어나지 않도록 입원 생활을 한다.
•치료의 부작용, 치료 및 합병증 예방을 위한 치료 계획에 대해 충분한 지식이 없다.	•감염 예방 및 치료에 대한 지식 부족 •면역력 저하와 관련된 감염 위험성	•부작용 발견 시 조기에 보고하여, 계속적 치료가 가능하게 한다. •부작용과 치료계획에 대해 이해하고 치료에 임할 수 있도록 한다. •의료 관리자는 감염과 AIDS 합병증을 관리하고 최소화 한다.
•불안 및 약제 부작용으로 인한 수면장애	•불면증	•수면 저해 인자를 발견하고 해결할 수 있다.

간호수행

호흡곤란 해소

- 활동 내용과 시간을 조정한다.
- 자각 증상이 있을 때에는 즉시 활동을 중지하고 안정을 유지하도록 한다.
- 무리한 활동을 하지 않도록 한다.

안전한 일상 활동을 위한 대비

- 환자의 주변 환경을 안전하게 정비한다.
- 호흡상태에 따라 재활 교육을 권한다.
- 신체 상태나 환경의 변화가 있더라도 혼자서 행동하지 않도록 설명한다.
- 환자와의 관계에 신뢰를 쌓고 상호작용을 증진하여 사회적인 거부감과 고립감을 최소화 하도록 노력한다.

감염 예방 및 부작용·합병증 최소화

- 부작용 발견 시에는 즉시 대응한다.
- 증상 재발, ST 합제의 부작용, 부신피질호르몬제의 부작용 가능성에 대하여 충분히 설명한다.
- 환자가 면역 기능 수준, 기회감염에 대해 이해할 수 있도록 설명한다.
- 기회감염의 우려가 있으면 환자를 1인실에 격리하도록 한다.
- 증상이 있는 경우 즉시 의사에게 보고한다.
- 주사바늘, 면도기, 칫솔 등을 따로 사용하도록 한다.
- 찔리는 사고를 예방하기 위해 주사바늘은 사용 후 캡을 다시 씌우지 않는다.
- 건조한 피부는 로션으로 마사지하도록 한다.
- 장관염이 있는 경우에는 구강섭취를 제한한다.
- 고단백, 고칼로리, 저지방, 저세균성 식이를 소량씩 자주 하도록 하고, 충분한 수분섭취를 권장한다.

수면장애 완화

- 호흡 상태에 따라 낮 동안에 적당한 활동을 하여 야간에 충분히 수면을 취할 수 있도록 한다.
- 잠이 드는 것을 방해하는 인자에 대해 이야기하고, 해결책을 생각한다.

후천면역결핍 증후군(AIDS) 포인트 리뷰

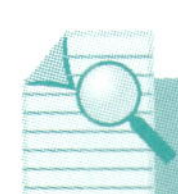

셀프 복습 문제

원인

01 후천면역결핍증후군의 원인에 대해 간단히 기술해보자.

– 성적접촉, 수혈, 산모감염 등의 경로로 원인균인 ______________의 전파로 발생한다.

증상

02 후천면역결핍 증후군의 증상으로 옳은 것을 모두 골라보자.

① 발열 (감염 후 2~4주일)
② 림프절 종창
③ 발진(난치성이며 광범위하게 나타난다)
④ 인두염
⑤ 근육통
⑥ 관절염

AIDS 환자 간호 시 감염 예방법

03 후천면역결핍 증후군의 감염을 예방하기 위한 방법에 대해 기술해보자.

① 주사바늘에 찔리는 사고를 예방하기 위해 ____________ 않는다.
② 성관계 시 반드시 ______을 사용하도록 한다.
③ ________, ________, ______등은 타인과 엄격히 구분하여 사용하도록 한다.
④ 건조한 피부는 ____________한다.

정답

01 사람면역결핍바이러스(HIV)

02 ①, ②, ③, ④, ⑤, ⑥

03 ① 주사 사용 후 캡을 씌우지
② 콘돔
③ 주사바늘, 면도기, 칫솔
④ 로션으로 마사지

간호

04 후천면역결핍 증후군의 간호

① ________, ________, ________, ________식이를 소량씩 자주 하도록 한다.

② 장관염이 있는 경우에는 ________를 제한한다.

③ 호흡 상태에 따라 낮 동안에 적당한 활동을 하도록 하여 ________를 완화한다.

정답

04 ① 고단백, 고칼로리, 저지방, 저세균성
② 구강섭취
③ 수면장애

핵심 정리 문제

01 AIDS 환자인 배우자와의 성생활에서 주의해야 할 점으로 옳은 것은?

① 각자 다른 방을 사용하도록 한다.
② 가벼운 입맞춤도 금하도록 한다.
③ 성생활 일체를 하지 않도록 한다.
④ 성관계시 반드시 콘돔을 착용하도록 한다.
⑤ 임신을 피해야 할 필요는 없다.

정답

01 ④
* AIDS의 원인인 HIV는 가벼운 접촉으로는 전염되지 않는다. 주사, 수혈, 성관계, 출산 시 수직감염 등으로 전염되므로 성관계 시에는 반드시 콘돔을 착용하고 자신이나 상대방이 HIV 양성인 여성의 경우에는 임신을 피한다.

02 후천면역결핍증후군(AIDS)의 전염 예방법으로 옳지 않은 것은?

① 사용한 주사기는 감염방지를 위해 캡을 씌워서 버리도록 한다.
② 기회감염의 가능성이 있으면 환자를 1인실에 입원하도록 한다.
③ 환자가 산모일 경우 모유수유는 금지한다.
④ 피부가 상처가 있는 사람은 환자와 접촉하지 않도록 주의한다.
⑤ 식기를 함께 써도 전염되지 않으므로 일반 환자와 같은 식기를 사용한다.

02 ①
주사바늘에 찔려 감염되는 사고를 예방하기 위해 주사 사용 후 캡을 씌우지 않는다.

03 AIDS 환자의 간호중재로 옳지 않은 것은?

① 고칼로리, 고단백, 저지방 식이를 소량씩 자주 제공한다.
② 식기는 반드시 소독하여 사용한다.
③ 피부가 건조하면 로션 등으로 마사지한다.
④ 장관염이 있는 경우에는 구강섭취를 제한하도록 한다.
⑤ 칫솔, 면도기 등은 반드시 다른 사람들과 따로 사용하도록 한다.

03 ②
HIV는 직접적인 성 접촉, 혈액 및 혈액제제, 모체로부터 전염된다. 식기를 함께 써도 전염되지 않으므로 일반 환자와 같은 식기를 사용하도록 한다.

폐렴 간호관리

1. 병태생리로 보는 폐렴

폐렴이란 폐실질에 일어나는 급성 염증 상태로, 세균 등이 주로 기도를 통해서 폐에 침범하여 염증을 일으킨다.

병 인	**신체 상태** • 폐의 면역력 저하 • 연령(고령자, 소아) • 저영양상태 • 생활습관(흡연, 음주) • 약물(내성, 면역력 저하 등) **전형폐렴** • 폐렴구균, 인플루엔자균 등의 원인균에 의하여 발생 **비전형폐렴** • 세균 이외의 미생물에 의하여 발생(미코플라스마 폐렴과 클라미디아 폐렴) **감염양식, 경로** • 접촉감염(새, 동물 등) • 공기감염 • 감염 위험 상태(의료인, 환자, 의료기구)
병 태	**폐의 염증** • 폐 조직파괴 • 백혈구 증가 • 발열물질 **독소발생** • 폐조직 순환장애 • 폐막 자극 *** 합병증 발병위험** – 폐화농증 – 호흡부전 – 심부전 – 뇌막염 – 패혈증

증 상	• 감기 증상, 소화기 증상 • 관절통 • 화농성 객담, 건성 기침 • 39℃ 이상의 발열, 오한 • 흉통, 호흡곤란, 천명음, 수포음 • 불안, 권태감, 식욕부진 • 가스 교환 장애, 저산소혈증, 호흡보조근 사용 • 구강 점막 장애 • 빈맥, 빈호흡, 울혈성 심부전, 부정맥 등 • 기립성 저혈압 • 호흡성 산증: 고탄산증, pH 저하 • 균혈증: WBC 증가

사 정 및 검 사	**사정**
	• 호흡수 증가
	• 폐음(기관지, 폐포 호흡음의 감약, 수포음)
	• 빈맥
	• 혈압 저하
	• SpO_2 저하
	
	검사
	• 원인균
	  _ 객담 도말, 항원검사 등
	• 염증반응
	  _ 백혈구수 증가, 백혈구핵 좌방 이동
	  _ CRP 상승
	• 일반검사
	  _ 알부민
	  _ 전해질 조절
	  _ 신장기능
	• 흉부X-선 사진

치 료	**화학요법** • 항균제 투여 **근치치료** • 부신피질호르몬제제 **대증요법** • 진해제 • 거담제 • 해열제 • 진통제 **일반치료** • 안정 • 호흡관리 • 영양관리 • 감염예방

2. 폐렴의 간호중재

간호문제	간호진단	간호목표
•비효과적 기침 혹은 기침의 소실 •객담저류감(객담배출곤란감 혹은 호흡곤란감) •이상 폐음	•비효율적 기도청결 •비효율적 호흡양상 •가스교환 장애	**환기 장애 완화** •기도에서 객담의 저류가 없어지고 환기가 개선된다. •유효한 객담 배출 방법을 실시할 수 있다. •정상적인 폐음의 청취가 가능해진다. •객담 저류감이 소실된다.
•기침 •호흡곤란감 •권태감 •흉통 •생활활동수준저하(수면장애)	•통증 •피로	**수반 증상 완화** •불쾌한 증상이 완화되고 안락한 상태의 생활이 가능하다. •충분한 수면이 가능하다. •고통이 없는 활동이 가능하다.
•식사 섭취량의 저하 •고열의 지속 •알부민 수치의 저하 •기침	•영양부족 •에너지 교류 장애 •고체온	**정상적인 영양 섭취** •필요한 식사량의 섭취가능 및 영양상태의 개선 •필요한 식사 섭취량의 유지가 가능하다. •알부민 수치가 기준범위 이내이다.
•저영양상태, 개구호흡, 잦은 객담 등으로 인한 구강점막장애 •구강 내 건조증	•구강점막 손상	**구강 위생 유지** •구강 내의 위생을 유지하고 불쾌감이나 장애가 생기지 않는다. •구강점막의 습윤·위생환경의 유지 •적절한 구강관리 실시

간호수행

환기 장애 완화

- **기도의 보습**(온도조정, 수분섭취, 기침, 구강관리, 의사의 지시에 따른 흡입)으로 점조도를 낮추고 객담 배출을 촉진한다. 경구섭취가 불가능한 경우에는 주의해야 한다.
- 기침을 촉진함으로써 객담을 배출하게 한다.
- 금연지도를 한다.
- 환자가 호흡곤란을 호소할 때에는 호흡증진을 위해 반좌위를 취하게 한다.
- 2시간마다 체위변경을 한다.
- 재발방지와 객담배출, 호흡기능 회복을 위해 환자에게 심호흡과 기침을 수행하도록 돕는다.

수반 증상 완화

- 기침의 완화 : 기도의 자극에 따른 환경의 조정(온도, 습도, 청결)
- 호흡곤란의 완화 : 호흡운동을 억제하는 요인을 조정한다(의복, 식사의 조정). 호흡법(복식호흡법)의 지원
- 흉통의 완화 : 온열자극, 정신적 관리, 기침방법의 개선
- 발열의 완화 : 체온조정(실내환경, 보온), 땀이 날 때의 청결, 수분섭취
- 복약(진해제, 진통제, 해열제, 수면제)의 필요성에 대하여 환자나 의사와 상담한다.
- 휴식, 항생제 투여, 진통제 투여로 증상을 조절한다.
- 기관지 경련 시 기관지 확장제를 투여한다.
- 효과적인 증상의 완화방법을 지도한다.
- 수면이나 휴식을 취할 수 있는 환경을 조성한다.
- 수면이나 휴식이 방해받고 있는 원인에 대하여 대화하고 해결책을 상담한다.

정상적인 영양 섭취

- 식욕을 증진하는 환경의 조정
- 식사내용, 양의 조정, 기호의 고려
- 고단백, 고탄수화물 식이 제공
- 식욕부진의 고통증상 완화, 수면과 휴식이 가능한 환경을 조성한다.
- 체력의 회복, 감염방어력과 관련하여 식사섭취의 중요성을 설명한다.

구강 위생 유지

- 수분섭취, 기침의 촉진, 구강 내의 보습환경을 조성한다.
- 감염예방과 관련하여 구강관리의 필요성에 대해 설명한다.

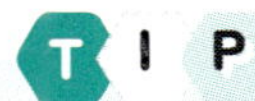

전형 폐렴의 원인균

- 치료 시 원인균의 종류에 따라 사용되는 약제가 다르기 때문에, 객담 배양검사나 혈액 배양검사 등을 통해 원인균을 분류하는 것이 중요하다(표 A). 성인의 시중 폐렴의 원인균 중에는 폐렴구균이 가장 많고, 다음으로 인플루엔자균이 많다.
- 폐렴이 중증화하면 폐실질의 파괴를 동반하는 폐농양이 되고, 염증이 흉막에 이르러 농양이 흉막과 연결되면 고름가슴증(농흉)이 된다.

균이름	형태	생식장소	특징적인 소견	항균제
폐렴구균 *Streptococcus pneumoniae*	• 그람양성구균 • 쌍구균 • 호기성	• 사람의 코인두에 상재	• 상기도염에 이어 오한, 전율을 동반한 고열이 난다. • 기침과 녹슨 색깔의 가래를 동반한다. • 종종 균혈증, 수막염, 관절염 등을 병발하며 중증화한다. • 대엽성 폐렴상을 나타낸다.	• 광역페니실린(암피실린, 피페라실린)이 제1선택약 • 페니실린 내성 폐렴구균(PRSP)에 대해서는 상기 약제를 높은 용량(상용량의 2~3배) 사용한다. • 고도 내성균에는 카바페넴계 약제를 사용한다.
인플루엔자균 *Haemophilus influenzae*	• 그람음성간균 • 호기성	• 사람의 코인두에 상재	• 코점막 손상에 의한 코인두염 • 소아에 많이 발생 • 균의 증식에 의해 폐렴, 중이염, 부비동감염, 뇌수막염을 유발하거나 호흡기계 기초질환을 악화시킨다.	• β-락타마제 저해제 배합 페니실린이나 광역 페니실린이 제1선택약이다. • 암피실린 내성균이 약 40%를 차지한다. • β-락타마제 저해제 배합 페니실린이나 광역 페니실린이 제1선택약이다. • 암피실린 내성균이 약 40%를 차지한다.
클렙시엘라 *Klebsiella pneumoniae*	• 그람음성 간균 • 통성혐기성	• 구강 • 장관에 상재	• 애주가·흡연자·당뇨병 환자의 흡인으로 인해 1차성 폐렴을 유발하는데 급격하고 위중한 증상이 나타난다. • 페니실린을 계속 투여하면 균교대현상이 일어나 호흡기감염증(2차성 폐렴)이 초래된다.	• 제2세대 세펨계가 제1선택약이다. • 카바페넴계, 뉴퀴놀론계도 유효하다.
황색포도상구균 *Staphylococcus aureus*	• 그람양성구균 • 포도송이 모양으로 배열 • 통성혐기성	• 자연환경 • 코안 • 장관 • 피부에 상재	• 기관지폐렴을 나타내며, 조직파괴성이 강하기 때문에 폐농양이나 고름가슴증을 합병하기 쉽다. • X-선상에서 액면형성(niveau)이 동반된 공동성 병변이 다발한 것을 볼 수 있다.	• β-락타마아제 저해제 배합 페니실린이 제1선택약이다. • 메티실린 내성 황색포도알균(MRSA)에는 반코마이신을 사용한다.

[표 A] 전형 폐렴의 원인균 분류

폐렴 포인트 리뷰

셀프 복습 문제

개요

01 폐렴에 대해 간략히 기술해보자.

– 폐렴이란 ________에 일어나는 급성 염증 상태로, 세균 등이 주로 ________를 통해서 폐에 감염하여 염증을 일으킨다.

증상

02 폐렴의 증상에 대해 기술해보자.

① 폐의 환기 부족으로 ________이 유발되면 빈맥, 빈호흡, 울혈성 심부전, 부정맥 등이 발생한다.
② 흉통, 오한, 발열
③ 화농성 _______, 기침
④ 호흡성 산독증 : _________, pH ______
⑤ 균혈증 : ______ 증가

간호

03 폐렴 환자의 간호에 대해 기술해보자.

① 휴식, ________ 투여, ________ 투여로 증상을 조절한다.
② 기관지 경련 시 _________를 투여한다.
③ 폐렴환자에게는 적절한 영양증진을 위해 ________, ________식이를 소량씩 자주 제공한다.
④ 환자가 호흡곤란을 호소할 때에는 호흡증진을 위해 ________를 취하게 한다.
⑤ 적절한 수분공급을 하여 분비물을 묽게 해 _______배출을 돕는다.
⑥ 호흡기 장비 소독, 손 씻기, 흡인 예방 등으로 감염을 예방한다.
⑦ 환자가 고열, 발한 증상이 있을 때에는 린넨을 자주 교환한다.
⑧ 2시간마다 _________을 한다.
⑨ 환자는 재발 방지를 위해 완치될 때까지 ________________과 _______으로써 객담 배출과 호흡기능 회복을 돕도록 실천한다.

정답

01 폐실질, 기도

02 ① 저산소증
③ 객담
④ 고탄산증, 저하
⑤ WBC

03 ① 항생제, 진통제
② 기관지 확장제
③ 고칼로리, 고단백
④ 반좌위
⑤ 객담
⑧ 체위변경
⑨ 심호흡, 기침

핵심 정리 문제

01 폐렴 증상으로 옳지 않은 것은?

① 서맥
② 천명음
③ 복부 팽만
④ 과다환기
⑤ 흡기 시 흉통

02 폐렴 환자에게 제공할 식이로 바른 것은?

① 저칼로리식, 저단백식
② 저칼로리식, 고단백식
③ 고칼로리식, 저단백식
④ 고칼로리식, 고단백식
⑤ 저섬유식, 유동식

03 폐렴 환자에 대한 간호로 적절하지 않은 것은?

① 가래를 묽게 하여 배출할 수 있도록 적절한 수분섭취 또는 처방된 진해거담제를 투여한다.
② 환자가 호흡곤란을 호소하면 반좌위를 취해 호흡증진을 돕는다.
③ 복부팽만 방지를 위해 수분 섭취 시 빨대로 먹지 않도록 한다.
④ 충분한 수분섭취를 하도록 하고, 체액과 염분을 보충해준다.
⑤ 폐렴을 유발하는 균의 활동을 억제하기 위해 저단백식이를 제공한다.

정답

01 ④
과소환기가 나타난다.

02 ④
영양증진을 위해 고칼로리, 고단백식을 소량씩 자주 제공한다.

03 ⑤
영양증진을 위해 고탄수화물, 고단백 식단을 제공한다.

결핵 간호관리

1. 병태생리로 보는 결핵

폐결핵이 대부분이며 폐외결핵으로는 결핵성 수막염, 결핵성 흉막염, 장결핵, 골결핵(척추결핵 등), 결핵성 림프절염 등이 있다.

병 인	• 공기 중의 결핵균을 흡입 • 감염 후 상당한 기간이 지나 인체의 저항력이 떨어졌을 때 발병 **※ 결핵균의 특성** • 자외선에 약하다(햇빛이나 열로 파괴된다). • 인체 내에서 천천히 번식하고 인체 밖에서는 번식하지 못한다. • 결핵약을 복용할 경우 전염력은 급격하게 감소한다.
병 태	• 결핵균이 세기관지, 폐포에 정착 • 폐포의 세포내에서 결핵균이 분열·증식 • 림프의 흐름을 타고 폐문림프절에 도달하여 림프절에 병소를 형성 • 흉막, 전신의 혈류 및 뇌척수막에 염증이 파급
증 상	**초기 증상** • 혈담, 흉통 • 기침, 객담 • 미열(오후), 식은땀(밤), 전신권태감 • 식욕부진, 체중감소 **중기 증상** • 숨막힘, 호흡곤란 • 활동내성저하 **영양 섭취 부족** • 불면, 피로

사정 및 검사	**사정** • 병력 • 결핵 감염자와의 접촉 유무 **검사** • 흉부X-선 검사 • 객담 배양 검사(항산균 도말검사, 배양검사, 핵산증폭검사) • 면역학적 진단 : 투베르쿨린 반응, QFT 검사

치료	**화학요법** • 항결핵제 복약(약의 부작용 : 피진 등의 알레르기 반응, 간, 청력 및 시력장애) • 화학요법을 시작하고 첫 2주는 타인과의 접촉을 피한다. • 내성이 생기므로 최소 4가지 약을 병용한다(병용요법 시 독작용이 적고, 급속한 살균이 일어난다). • BCG는 투베르쿨린 검사 후 음성(0~4mm)일 경우에만 접종한다. **외과요법** • 병소부의 절제

TIP

항결핵제의 부작용

- 에탐부톨: 시력저하, 시신경염
- 리팜핀: 오렌지색 소변, 위장장애
- pyrazinamide: 관절통, 간독성
- streptomycin: 청력손실, 이명, 신독성
- INH(isoniazid): 간염, 말초신경염

2. 결핵의 간호중재

간호문제	간호진단	간호목표
• 호흡기 합병증의 위험	• 비효율적 기도청결 • 비효율적 호흡양상 • 가스교환 장애 • 통증 • 고체온	• 기도 분비물을 제거하고 산소 공급을 충분히 한다. • 감염증을 치료하고, 환자의 호흡 상태를 최적의 수준으로 유지한다.
• 감염 확산의 위험	• 감염 위험성	• 간병인이나 가족에게 결핵이 확산되는 것을 예방한다. • 다른 사람들이 결핵에 감염되지 않는다.
• 식욕 저하 또는 자력으로 음식 섭취 불가	• 영양 불균형: 영양 부족 • 피로 • 피부손상 위험성	• 체중 감소의 진행을 방지하고 영양 상태를 개선한다. • 식사 섭취량이 늘어나 체중 감소를 억제할 수 있다.
• 체력의 저하	• 활동의 지속성 장애 • 자가간호 결핍	• 적절한 수준으로 기능을 촉진하고 휴식 시간을 갖는다. • 치료를 시작한지 일주일 이내에 기능적 능력을 회복할 수 있다.

간호수행

1. 항결핵 치료로 인한 호흡기 증상 개선

- 환자가 깨어있는 동안 4시간마다 신체 증상을 평가하고 호흡음을 청취하고, 가능한 한 매일 250mL 컵 8~12잔(2,000~3,000mL)의 물을 마시도록 권장한다.
- 복약 상황을 면밀히 평가하고 필요에 따라 객담을 채취하여 배양검사를 실시한다.
- 처방에 의한 항결핵약을 투여한다. 환자와 보호자에게 항결핵약의 사용법(투여량, 투여횟수, 투여기간 등)과 부작용에 대해 교육한다.
- 초기에 최소 4가지 약을 병용하고(내성 발생 예방) 복용을 임의로 중단하지 않도록(6~18개월간 장기간 복용) 교육한다.
- 공복 시 약물투여가 흡수율을 높인다(위장장애가 심할 경우 식후 복용).
- 결핵약인 리팜핀(rifampin)의 부작용으로 객담, 소변, 땀 등의 분비물이 오렌지색으로 변색될 수 있음을 알려준다.

2. 감염 확산 방지

- 마스크 착용, 항결핵제의 복용으로 전염을 예방한다.
- 침상 안정이나 병실 격리로 인하여 변비, 욕창, 신체 기능의 저하와 정신 기능의 저하 및 사회적 고립 등으로 인한 합병증이 일어나지 않는가를 관찰한다.
- 화학요법 시작 몇 주간은 환자를 음압격리병실에 수용하고 병실문을 닫아 병실 내 공기가 실외로 빠져 나가지 않도록 하고, 기침 시 얼굴을 돌려 티슈에 기침하도록 하며 사용한 티슈는 적절하게 폐기한다.
- 환자와 가족에게 결핵균의 감염 경로와, 환자의 가래, 배설물, 구토물의 취급 방법을 교육한다.

3. 식욕 회복하여 체중 유지

- 매일 같은 시간에 환자의 체중을 측정하고,
  의사와 상담하여 점차적으로 측정 횟수(1~2주) 줄여서 측정한다.
- **고단백질, 고칼로리, 비타민 함유 식품**을 섭취하도록 권장하며, 1회량(5~6회)을 분할하여 식사하도록 한다. 필요에 따라 식단에 대해 영양사와 상담한다.

4. 체력의 회복

- 입원 시 및 질병의 경과에 따라, 정기적으로 환자의 건강상태를 평가하고,
  건강상태의 범위 내에서 휴식과 활동의 균형을 조절한다.

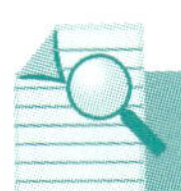

결핵 포인트 리뷰

셀프 복습 문제

원인

01 결핵의 원인은 무엇인지 알아보자.

– ___________의 __________감염으로 전염된다.

증상

02 다음 중 결핵의 증상으로 옳은 것을 모두 골라보자.

① 오후에 미열, 밤에 땀이 난다.
② 불규칙한 월경, 구토, 오심, 피로감, 호흡곤란
③ 식욕감퇴, 체중감소, 객혈
④ 기침 시 누런색의 점액성 또는 화농성 객담
⑤ 가슴압박, 흉통

검사

03 결핵의 확진을 내리는 데 사용되는 검사는 무엇인가?

– ___________, ___________

정답

01 결핵균, 공기(비말)

02 ①, ②, ③, ④, ⑤

03 흉부 X-ray, 객담검사
* 투베르쿨린 반응검사의 양성 반응(경결 지름 10mm 이상)은 결핵균에 노출된 적이 있음을 나타내지만 결핵을 확진하지는 못한다.

간호

04 결핵 환자의 간호에 대해 기술해보자.

① 영양장애의 가능성이 있으므로 __________, __________, ________식이를 제공한다.

② ________착용, __________의 복용으로 전염을 예방한다.

③ 결핵약을 복용할 때에는 ____________________이 가장 중요하며(6~18개월간 장기간 복용), __________가 흡수율을 높인다는 점을 알려준다.

④ 결핵약인 ______________의 부작용으로 객담, 소변, 땀 등의 분비물이 __________으로 변색될 수 있음을 미리 알려준다.

정답

04 ① 고칼로리, 고단백, 비타민
② 마스크, 항결핵제
③ 복용을 중단하지 않는 것, 공복 시 투여
④ 리팜핀(rifampin), 오렌지색

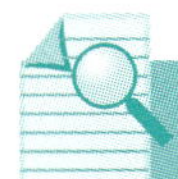

핵심 정리 문제

01 다음 중 결핵의 증상이 아닌 것은?

① 체중 증가
② 야간 발한
③ 구토
④ 피로감
⑤ 기침 시 객담

02 결핵 환자의 약물 복용에 관한 내용으로 옳지 않은 것은?

① 하루 분량의 약을 여러 번 나누어 복용하도록 지도한다.
② 약물 복용을 조기에 중단하지 않도록 주의한다.
③ 여러 약제를 병용하여 약물에 대한 내성을 예방한다.
④ 공복 시 복용하여 치료 효과를 높이도록 한다.
⑤ 6개월 정도의 장기간 복용이 필요하다.

03 결핵 환자에 대한 간호로 옳지 않은 것은?

① 단백질, 칼슘, 비타민 등이 풍부하게 함유된 식단을 권장한다.
② 환자의 속옷 및 침구류는 햇볕에 쬐어 소독한다.
③ 기침이나 재채기를 할 때에는 휴지로 가리도록 지도한다.
④ Streptomycin을 복용할 경우 부작용으로 청각장애가 발생할 수 있음을 알려준다.
⑤ 약물 치료 중에 증상이 사라지면 약물 복용을 중단한다.

정답

01 ①
체중은 감소한다.

02 ①
하루 1회 투약으로 최고 혈중 농도에 이르게 하여 약효를 높인다.

03 ⑤
약물복용은 6개월 이상 장기간 지속하여 완치하도록 한다.

04 **다음 중 폐결핵 환자의 전염력이 가장 높은 상태는 언제인가?**

① 투베르쿨린 양성반응일 때
② 결핵약을 장기간 복용 중일 때
③ 화학치료 후 2주가 지났을 때
④ 객담검사에서 균이 발견되었을 때
⑤ 병소가 석회화되었을 때

정답

04 ④
전염력은 결핵균이 활동성일 때(X-선 사진상의 변화가 나타날 경우, 객담 검사에서 균이 나타날 경우) 높아진다.

1. 병태생리로 보는 중증 급성 호흡기증후군(SARS)

SARS(Severe acute respiratory syndrome)는 호흡기 증상을 중심으로 한 전신성 감염증이다. 2003년 중국 광동성에서 발병하기 시작하여 전 세계(주로 아시아)적으로 많은 사망자가 발생하였다. SARS 바이러스라는 신형 코로나바이러스가 원인이며 사람에서 사람으로 감염된다.

병 인	• 신형 코로나바이러스인 SARS 바이러스
병 태	• 사람과 사람 간 감염 • 기도분비물에 의한 비말감염 • 2~10일간의 잠복기 • 대부분 1주일 만에 호전되나 10~20%가 ARDS를 초래하여 인공호흡기 치료가 필요하다.
증 상	• 38℃ 이상의 갑작스런 발열 • 식욕부진, 전신권태감 • 오한, 전율, 근육통 등 • 두통, 기침, 호흡곤란 • 의식혼탁 • 수양성 설사 등 소화기 증상
진 단 및 검 사	• 흉부 X-선 검사 • 혈청항체검사 • 유전자 진단 – RT-PCR법 – LAMP법

치 료	• 대증요법 – 수액요법 • 초기에는 광범위 항균제 사용(사스로 진단된 후에는 항생제 사용 중단) • 중증의 예에서는 호흡기관리가 중요 • 환자를 격리시키고 진료 시 마스크, 장갑, 보안경 등을 착용하여 감염을 예방한다.

2. 중증 급성 호흡기증후군(SARS)의 간호중재

간호문제	간호진단	간호목표
• 38℃ 이상의 고열, 근육통, 권태, 오한 등의 전신 증상 • 기침, 방사선 증거가 있는 폐렴이나 호흡 장애 증후군에 동반된 호흡곤란의 증상	• 감염과 관련된 고체온 • 호흡기 감염, 빈혈, 피로, 통증과 관련된 가스교환 장애 • 기회감염과 비감염성 장애와 관련된 비효율적 호흡양상 • 감염 위험성	• 대상자에게 기회감염이 나타나지 않는다. • 대상자가 적절한 호흡기계 기능을 유지한다. • 대상자의 발열을 완화시킨다. • 대상자의 호흡 상태가 정상범주 안에 들어오도록 한다. • 대상자의 호흡이 증진되게 한다.

간호수행

발열 완화

- 대상자에게 오한, 발열, 빈맥, 호흡곤란, 정신상태의 변화가 있는지 사정한다.
- 고열이나 발한 등으로 인한 불감성 수분 손실의 보충을 위해 수분 섭취를 하도록 한다.
- 체온의 변화나 그로 인한 환자 상태의 주요한 변화가 나타나면 즉시 알리도록 환자와 보호자를 교육한다.

호흡 기능 회복

- 대상자의 호흡 수, 리듬과 깊이, 호흡음과 청색증 여부를 적어도 매 8시간마다 사정한다.
- 2차적인 감염의 우려가 있으므로 호흡 기능의 갑작스런 변화에 주목한다.
- Semi-Fowler's position을 취해 폐 확장을 도모하여 숨 쉬기 편안하게 한다.

중증 급성 호흡기증후군(SARS) 포인트 리뷰

셀프 복습 문제

개요

01 중중 급성 호흡기증후군(SARS)에 대해 간단하게 기술해보자.

– ___________증상을 중심으로 한 전신성 감염증이다. SARS 바이러스라는 신형 코로나바이러스가 원인이며 _______에서 ________으로 감염된다.

병태

02 중증 급성 호흡기증후군의 병태에 대해 기술해보자.

① _____________에 의한 ________감염이 이루어진다.
② _________일간의 잠복기가 있다.
③ 대개 1주일 만에 호전되나 10~20%가 __________를 초래하여 인공호흡기 관리가 필요하다.

증상

03 중증 급성 호흡기증후군 증상에 대해 옳은 것을 모두 골라보자.

① 38℃ 이상의 갑작스런 발열
② 두통, 근육통
③ 식욕부진
④ 오한, 전율
⑤ 의식혼탁

정답

01 호흡기, 사람, 사람

02 ① 기도분비물, 비말
② 2~10
③ ARDS

03 ①, ②, ③, ④, ⑤
* 이외의 SARS 증상으로는 전신권태감, 기침, 호흡곤란, 수양성 설사 등이 있다.

치료 및 간호

04 중증 급성 호흡기증후군의 치료 및 간호에 대해 기술해보자.

① 치료법으로는 ____________ 등의 대증요법이 위주가 된다.

② 중증의 예에서는 ____________ 관리가 중요하다.

③ 대상자에게 __________, __________, __________, __________, ______________가 있는지 사정한다.

④ 고열이나 발한 등으로 인한 불감성 수분 손실의 보충을 위해 ____________를 하도록 한다.

⑤ ____________________을 취해 폐 확장을 도모하여 숨 쉬기 편안하게 한다.

정답

04 ① 수액관리
② 호흡기
③ 오한, 발열, 빈맥, 호흡곤란, 정신상태의 변화
④ 수분 섭취
⑤ Semi-Fowler's position

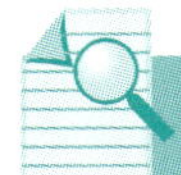

핵심 정리 문제

01 중증 급성 호흡기증후군에 대한 설명으로 옳지 않은 것은?

① 신형 코로나바이러스가 원인인 전신성 감염증이다.
② 사람 간 감염은 되지 않는다.
③ 기도분비물에 의한 비말감염이 이루어진다.
④ 2~10일간(평균 1주일)의 잠복기가 있다.
⑤ 중증의 예에서는 호흡기 관리가 중요하다.

정답

01 ②
중증 급성 호흡기증후군(SARS)는 기도분비물에 의한 비말감염(기침, 재채기)으로 전파되며 사람 간 감염 확산이 빠르게 이루어진다.

02 SARS 환자에 대한 치료 및 간호 내용으로 옳지 않은 것은?

① 전염을 방지하기 위해 환자를 격리시킨다.
② 고열이나 발한 등으로 인한 불감성 수분 손실 보충을 위해 수분 섭취를 하도록 한다.
③ 환자 진료 시 마스크, 장갑, 보안경 등을 착용하여 감염을 예방한다.
④ 환자의 자세를 측위로 취해 주어 숨 쉬는 것을 편안하게 한다.
⑤ 치료는 대증요법이 중심이 되며 항생제를 투여한다.

02 ④
환자의 호흡을 편안하게 하기 위해서 세미파울러 체위(Semi-Fowler's position)를 취해 준다.

외과적 감염증 간호관리

외과적 감염증의 간호중재

간호사정	간호진단	간호목표
병력 • 대상자의 간호계획 수립은 수술팀의 기록을 기반으로 한다. 대상자의 수술과 마취 후 정보는 수술 후 간호계획에 포함되어야 하며, 합병증 위험이 있는 상황인지 확인한다. **신체 사정 및 임상증상** • 사정자료에는 의식수준, 체온, 맥박, 호흡, 혈압 등이 포함되어야 하며, 이 중 호흡기계의 사정이 가장 중요하다. **심리사회 사정** • 대상자의 연령, 병력, 수술절차, 회복에 대한 수술의 영향, 신체상, 역할, 생활양식 등을 고려한다. • 대상자가 불안해하며 수술결과에 대해 질문할 수 있으므로, 의식이 완전히 깬 후 수술 집도의나 담당의가 설명해줄 것이라고 대상자를 안심시킨다. **검사실 검사** • 합병증을 모니터하기 위해 수술 후 임상병리 검사를 수행한다. • 검사항목은 수술의 종류, 대상자의 병력, 수술 후 증상에 기초하여 실시한다.	**흔한 간호진단 및 공통문제** • 마취, 통증, 마약성 진통제, 부동의 결과와 관련된 가스교환장애 • 수술상처, 활동의 감소, 배액관, 각종 튜브와 관련된 피부손상 위험성 • 수술 절개부위, 수술 중 체위, 기관내관의 자극과 관련된 급성통증 **추가 간호진단 및 공통문제** • 활동의 감소, 마취, 마약성 진통제 사용과 관련된 기도흡인의 위험성 • 비효율적 기침과 관련된 호흡기능 장애 • 활동의 감소, 마취, 마약성 진통제 사용과 관련된 변비 • 수술과 침습적 처치, 카테터, 튜브들과 관련된 감염의 위험성 • 마취, 수술, 활동 감소와 관련된 소변정체 • 다른 건강문제(당뇨, 비만) 또는 수술 후 합병증과 관련된 수술 후 회복지연 • 수술, 통증, 활동 감소와 관련된 목욕/위생의 자가 간호 결핍 • 수술, 신체 일부분 또는 부전, 통증과 관련된 신체상 장애 • 수술과 질병의 가족체계에 대한 영향과 관련된 가족기능 중단 • 잠재적 저혈량성 쇼크 위험성 • 잠재적 심부정맥 혈전증과 폐색전증	• 폐 확장이 적절히 이루어지고 호흡기능이 유지된다. • 합병증 없이 수술상처가 치유된다. • 수술 후 안위를 유지한다. • 수술 전의 동맥혈 산소분압(PaO^{2}) 수준을 유지한다.

간호수행

가스교환장애에 대한 간호

- 기도유지 : 대상자에 따라 비강캐뉼라, 마스크, 안면텐트를 통해 산소를 공급한다. 구강기도 삽입이 필요할 수도 있다.
- 체위 : 대상자의 자세를 측위로 취하고 머리는 옆으로 돌려 흡인을 예방한다. 필요 시 점액이나 구토물을 제거하기 위해 구강, 비강, 인후부 흡인을 할 수도 있다. 두개수술 후에는 환기를 증진하고 뇌부종을 예방하기 위해 머리를 상승시키는 체위를 유지한다. 대상자가 안정되면 호흡기능 증진을 위해 침대 머리를 상승시킨다.
- 조기이상 : 분비물 제거를 돕고 폐 팽창 증진을 위해 조기이상을 격려한다. 조기이상은 특히 복부, 골반수술 대상자의 폐 합병증의 위험을 감소시킨다.

피부통합성 장애에 대한 간호

- 드레싱 : 첫 번째 드레싱을 교환하기 전에 배액물로 드레싱이 젖어 있으면 원래 있는 드레싱에 다른 드레싱 거즈를 추가로 덧댄다.
- 배액 : 배액장치는 수술 동안 상처부위나 절개부위 근처에 적용하는데, 배액장치를 통해 배출되는 배액의 양과 색깔을 기록해야 한다. 일정간격으로 배액 저장용기를 비우고 기록한다.
- 약물치료 : 상처감염은 수술 후 주된 합병증이며, 상처감염의 위험이 있는 대상자는 항생제 치료를 받는다. 항생제는 수술 후 24~72시간 동안 투여하며, 초기 용량을 수술 전이나 수술 중에 정맥으로 투여할 수 있다.

급성 통증에 대한 간호

- 약물치료 : 수술 후 급성 통증을 조절하기 위해 처음 24~48시간 동안 마약성 진통제를 투여한다. 자가통증조절장치(PCA)도 많이 사용되는데, 진통제를 투여하기 전과 후의 통증의 종류, 위치, 강도를 사정하고, 마약성 진통제를 투여한 후에는 활력징후를 측정하여 저혈압과 저환기 여부를 모니터한다.
- 마사지 : 불편감을 줄이기 위해 강직된 관절이나 등을 부드럽게 마사지하는데, 혈전으로 인한 폐색전증의 발생 위험이 있으므로 종아리 부위의 마사지는 삼간다.
- 이완과 전환 : 통증지각을 줄이기 위해 음악요법과 소음 감소가 적용된다.
- 체위 : 필요 시 신체부위를 베개로 지지하는 등 대상자가 편안한 신체선열을 유지하도록 돕는다. 부동으로 인한 합병증 예방을 위해 최소 2시간마다 대상자가 체위를 변경하도록 돕는다.

잠재적 저산소혈증에 대한 간호

- 수술 후 대상자의 동맥혈가스분석 결과와 산소포화도를 모니터한다. 저산소혈증은 산소요법으로 치료된다.
- 수술 후 저체온은 오한을 일으켜 산소 요구를 증가시키고 저산소혈증을 유발하므로, 대상자의 체온관리가 이루어져야 한다.

사회심리 간호

- 수술은 신체적 스트레스이며 치유되기까지 시간과 안정이 요구된다. 대상자는 수술결과나 역할 변화로 인해 화가 나거나, 경제적 문제나 직장 문제에 대해 걱정할 수 있다. 수술 결과가 기대에 미치지 못할 수도 있으므로 이러한 감정을 해결하도록 돕는 지지적 간호중재가 요구되며, 상담을 위한 의뢰가 필요할 수 있으므로 의료진 간에 긴밀한 협조가 필요하다.

STD 간호관리

1. 병태생리로 보는 STD

성행위에 의해 감염이 성립되는 감염증을 성감염증이라 하며 Sexually Transmitted Disease의 머리글자를 따서 STD라고 한다. STD는 대부분이 성기에 증상이 나타나지만 구강이나 항문주위에 발진이 나타나거나 매독이나 바이러스성 간염과 같이 전신성 감염증을 초래하는 것도 있다.

병 인	• 성기의 접촉으로 발생하는 감염증이다. • 세균(임균, 매독, 성기클라미디아감염증), 바이러스(HIV 감염증 등), 진균(성기칸디다증), 원충(질트리코모나스증)에 의하여 감염된다.
병 태	• STD의 원인미생물은 신체 표면의 얕은 곳에서 깊은 곳으로 진행해 간다. 각 미생물이 활동하는 곳은 얕은 곳에서부터 깊숙한 곳까지 다양하다(클라미디아와 임균은 골반 내의 깊은 곳까지 침입한다). • 대부분 하복부 통증이 나타나며 염증 부위가 깊어짐에 따라 복통이 지속성을 나타낸다. • 자각증상이 없이 진행하는 병태도 있다.
증 상	• 외음부 : 통증(궤양이나 종창), 가려움(Candida, 모슬), 종창·결절 • 질 : 가려움, 분비물의 증가, 성교 시 통증 • 자궁경부 : 분비물의 증가, 하복부 통증 • 자궁주위 결합조직(골반내) : 하복부 통증(대부분 증상이 나타나지 않음)
진 단 및 검 사	• 혈액검사 • 병원 미생물의 분리, 배양

치 료	• **성행위 상대자도 동시에 치료하여야 한다.** • **성기 클라미디아 감염증 :** 세포내에 기생하므로 세포내 이행성이 높은 Tetracycline계 항생제, Macrolide계 항생제, New quinolone계 항생제 투여 • **성기 헤르페스 :** Acyclovir 등의 항바이러스제를 정맥주사 또는 경구투여한다. 경미한 경우에는 항바이러스제의 외용만으로도 치료된다. • **질편모충증 :** Trichomonas vaginalis는 원충이므로 metronidazole를 경구 또는 질내에 투여한다. • **뾰족콘딜로마 :** 외과적 절제, 전기응고, 냉동요법, 레이저 등의 물리적인 면역요법, 항암제, 외용약 등으로 치료한다.

2. STD 환자의 간호중재

간호문제	간호진단	간호목표
• 감염을 확대시킬 위험성이 있다.	• 성행위, 접촉감염, 성감염증·감염예방에 관한 지식의 결여	• 감염을 확대시키지 않는다. • 파트너도 함께 치료를 받도록 한다.
• 감염 증상으로 인한 고통	• 급성 통증 • 배뇨 시 통증 • 하복부통 • 인두염 • 발열	• 성감염증이 치유되거나 증상이 완화된다.
• 질환, 감염예방에 관한 지식이 부족하여 효과적인 치료계획을 수행할 수 없다.	• 위험인자를 감소시키는 행동을 하지 않는다.	• 감염예방법에 관해 설명한다. • 감염경로 및 감염확대의 위험성을 이해시킨다.

간호수행(STD)

감염 확대 방지

- 환자 및 파트너의 검사결과, 임신의 유무를 관찰한다.
- 환자의 사생활을 지킬 수 있는 환경을 제공한다.
- 환자에게 항균제 등의 알레르기가 있는지 확인하고, 처방된 용량과 복용법을 지킨다.
- 성감염증 예방을 위해 콘돔을 사용하도록 한다.
- 환자 및 환자의 파트너에게 감염경로에 대해 설명하고, 증상이 없어도 환자는 물론 파트너도 치료가 필요하다는 점을 이해시킨다.
- 증상이 개선된 뒤에도, 약물 요법의 처방이 필요하다는 것을 설명한다.

성감염증 치료

- 임균감염증, 성기클라미디아 감염증, 매독, 성기헤르페스바이러스 감염증에는 처방된 약물요법대로 따르도록 한다.
- 뾰족콘딜로마에 행해지는 전기소작술, 냉동응고술, 외과적 절제술 등의 치료방법에 대해 설명한다.
- 충분히 안정을 유지하도록 한다.
- 파트너에게도 처방된 약을 공유하도록 한다.

감염 예방을 위한 노력

- 환자의 기분을 받아들이고 공감적인 자세로 지지한다.
- 파트너에게도 진찰 및 검사를 권한다.
- 감염경로 및 감염예방행동을 환자 및 파트너에게 설명·지도한다.

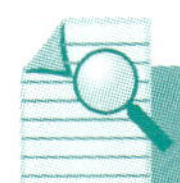

STD 포인트 리뷰

셀프 복습 문제

개요

01 STD의 개요를 간단히 기술해보자.

– 성행위에 의해 감염이 성립되는 감염증을 성감염증(Sexually Transmitted Disease)이라 한다. STD는 대부분이 _____에 증상이 나타나지만 _______이나 _______ 주위에 발진이 나타나거나 매독이나 바이러스성 간염과 같이 전신성 감염증을 초래하는 것도 있다.

정답

01 성기, 구강, 항문

증상

02 STD의 증상으로 옳지 않은 것을 골라보자.

① 외음부의 통증 및 가려움
② 질 분비물 증가
③ 성교 시 통증
④ 호흡곤란
⑤ 자궁경부 및 골반내 하복부 통증

02 ④
* STD의 증상으로는 외음부의 통증이나 가려움, 종창, 결절, 질과 자궁경부 분비물 증가, 성교 시 통증, 하복부 통증 등이 나타난다.

치료 및 간호

03 STD의 치료에 대해 기술해보자.

① 환자뿐만 아니라 ___________도 동시에 치료하여야 한다.
② 성감염증 예방을 위해 _______을 사용하도록 한다.

03 ① 성행위 상대자
② 콘돔

04 치료법에 따른 STD의 종류를 알아보자.

① ____________________ : 세포내에 기생하므로 세포내 이행성이 높은 Tetracycline계 항생제, Macrolide계 항생제, New quinolone계 항생제를 투여한다.

② ________________ : Acyclovir 등의 항바이러스제를 정맥주사 또는 경구투여한다.

③ _______________ : 외과적 절제, 전기응고, 냉동요법, 레이저 등의 물리적인 면역요법, 항암제, 외용약 등으로 치료한다.

④ __________ : Metronidazole을 경구 또는 질 내에 투여한다.

정답

04 ① 성기 클라미디아 감염증
② 성기 헤르페스
③ 뾰족콘딜로마
④ 질편모충증

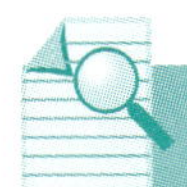

핵심 정리 문제

01 성 접촉으로 인한 감염 질환이 아닌 것은?

① 후천면역결핍증후군
② 뾰족콘딜로마
③ 성기 클라미디아 감염증
④ 질 트리코모나스증
⑤ 대상포진

정답

01 ⑤
* 성 접촉으로 감염되는 질환으로는 임질, 매독, 연성하감, 뾰족콘딜로마, 성기 헤르페스, 성기 클라미디아 감염증, 질 트리코모나스증, 후천면역결핍증후군 등이 있다.

02 성감염증의 종류에 따른 증상으로 옳지 않은 것은?

① 성기클라미디아감염증 – 요도염, 자궁경관염
② 매독 – 국소 및 전신의 피부병변
③ 뾰족콘딜로마 – 외음부, 항문 주위에 닭벼슬 모양의 종양
④ 임질 – 남성보다 여성에게서 자각증상이 강하게 나타난다.
⑤ 성기헤르페스 – 강한 통증을 동반하는 외음부의 수포 및 궤양

02 ④
임질(임균감염증)은 여성의 경우 남성보다 증상의 강도가 약하거나 무증상이다. 남성의 임질 감염에서는 강한 배뇨통, 농성 분비물 등이 나타나는 급성 요도염이 대표적인 증상이다.

03 매독 1기에서 나타날 수 있는 증상은?

① 육아종성 병변
② 외음부의 뾰족한 돌기모양 종양
③ 악취가 나는 거품모양 대하
④ 성기, 입술, 항문 등의 궤양
⑤ 강한 배뇨통을 동반한 요도염

정답

03 ④

①은 매독 3기, ②는 뾰족콘딜로마, ③질트리코모나스증, ⑤남성의 임균감염증(임질)에 대한 증상이다.

* 매독
- 1기 : 국소~전신(성기, 입술, 구강, 항문, 유두, 손 등에 흔히 발생)의 단단하고 작은 무통성 궤양
- 2기 : 전신에 걸친 발진(특히 손바닥과 발바닥), 편평콘딜로마, 발열, 인후통, 두통 등
- 3기 : 잠복기 이후 후발매독. 육아종성 궤양.
- 4기 : 심혈관계 및 중추신경 병변

호흡기

만성 폐쇄성 폐질환(COPD) 간호관리

1. 병태생리로 보는 만성 폐쇄성 폐질환(COPD)

만성 폐쇄성 폐질환(COPD)은 폐기종, 만성 기관지염에서 일어나는 폐쇄성 환기장애를 특징으로 한다. 흡연 등에 의한 유해한 물질의 흡인으로 폐에 염증반응이 일어나, 그 영향으로 불가역적인 기류제한이 진행성으로 일어나는 질환이다.

병 인	• 흡연, 간접흡연, 대기오염 • 유전적 요인, 감염, 노화 • 호흡기 감염의 재발

병 태	**COPD (폐의 염증 반응)** • 말초 기도 폐쇄 **폐기종** • 폐포의 사이막이 파괴됨 **만성 기관지의 염증** • 기관지로부터 점액의 과잉 분비 • 기관지 벽의 비후 • 기관내공의 협착·폐쇄

증 상	**주증상** • 운동 시 호흡곤란 • 기침 • 가래

증 상	**수반증상** • 호흡음의 약화 • 호흡보조근의 비대 • 혈압상승 • 호흡수의 증가 • 저산소혈증 • 청색증 • 호기/날숨 연장 • 맥박의 증가 • 기도감염 **만성 기관지염의 증상** • 계속되는 기침, 객담 • 만성 저산소혈증 : 청색증, 곤봉손가락, 그렁거림 • 청진 시 수포음, 악설음 • 심해지면 폐기종으로 발전 **폐기종의 증상** • **과다공명음, 술통형 흉곽**, 청색증, 곤봉손가락, 경정맥 팽창 • 호흡곤란, 기좌호흡, 호흡수 증가, 호흡음 감소 • 청진 시 악설음

진 단 및 검 사	**검사** • 흉부X-선 검사 • CT 검사 • 폐기능검사 • 기관지 조영 • 동맥혈 가스분석 • 심전도

치 료	**산소요법** • 저유량 산소 투여 • 비강 캐뉼러로 2~3L/분 또는 Venturi 마스크를 통해 40%까지 산소 공급 **약물요법** • 기관지확장제, 거담제, 항염증제 등 **외과요법** • 폐이식, 폐용적 감소 수술

2. 만성 폐쇄성 폐질환(COPD)의 간호중재

간호문제	간호진단	간호목표
• 비효과적인 기침	• 점액 분비 항진으로 인한 비효율적 기도 청결	• 기도 청결을 유지될 수 있게 한다. • 효과적인 기침을 할 수 있도록 한다. • 비정상적인 호흡음이 없게 한다.
• 호흡 곤란 및 질식에 대한 불안	• 호흡 곤란, 질식에 대한 공포	• 불안이 완화된다. • 호흡 곤란이 개선된다. • 폐에서 환기량을 유지할 수 있다. • 규칙적인 복약을 할 수 있다. • 불안을 표출할 수 있다.
• 일상생활에 필요한 산소 공급 감소	• 활동 내성 저하	• 활동 수준이 상승한다. • 효과적인 호흡 방법을 실시할 수 있다. • 에너지를 절약하는 방법을 말할 수 있다. • 가능한 활동 수준을 말할 수 있다.
• 부적절한 영양 섭취량에 의한 체중 감소	• 영양섭취 불균형 상태	• 활동 수준 및 신진 대사 수요를 위한 영양 필요량의 섭취가 가능하다. • 충분한 영양 섭취의 중요성을 이해할 수 있다. • 필요 섭취 칼로리를 말할 수 있다 . • 식욕을 증진시키는 방법을 알아내어 실천할 수 있다.

간호수행

기도 청결

- 구강 관리를 한다.
- 기도를 청결하게 유지한다.
- 적절한 수분 상태를 유지한다.
- 체위 배액
- 가래 배출 보조
- 기침에 의한 객담 배출법을 지도한다.
- 분비물을 묽게 하기 위해 하루 2~3L의 수분 섭취를 권장한다.

호흡곤란에 대한 불안 해소

- 의사의 지시에 따라 산소 투여를 실시한다.
- 약물 요법을 적절하게 관리한다.
- 호흡 근육의 작업량을 줄일 수 있도록 지원한다.
- 복부-횡격막 호흡술을 통해 횡격막의 사용을 회복한다.
- 안락한 체위를 유지할 수 있도록 지원한다.
- 불안을 완화하기 위한 관리를 한다.
- 호흡 조정법(입을 오므리는 호흡 및 복식 호흡)을 지도한다.
  - 호흡곤란 완화를 위해 코로 흡기하고, 호기시에는 입을 오므리며 길게 호흡하게 한다(pulsed-lips breathing)

일상활동 회복

- 휠체어 이동이나 목욕, 보행 등 활동 수준에 맞는 도움을 수행한다.
- 상태를 보면서 서서히 활동을 증가하도록 한다.
- 자기 자신감을 강화할 수 있도록 지원한다.

충분한 영양섭취로 인한 체중 회복

- 대상자의 신체 불편 증상 완화를 위해 노력한다.
- 식사 내용, 양, 횟수를 조정한다.
- 적절한 영양 섭취의 필요성을 설명한다.
- 식사 섭취량을 증가시키는 방법을 찾아 실천할 수 있도록 도와준다.
- 식사는 소량씩 자주(하루 4~6회) 제공한다.
- 고칼로리, 고단백 식이를 권장하고, 가스를 생성하는 음식이나 카페인은 제한한다.

T I P

폐쇄성 환기장애를 초래하는 주요 폐질환

- COPD(만성 기관지염, 폐기종)와 미만성 범세기관지염은 폐쇄성 환기장애를 초래하는 대표적인 폐질환이다. 예전에는 만성 기관지염과 폐기종은 별개로 취급했지만, 양자가 합병되는 경우가 많아 현재는 COPD로 통합하고 있다.

	만성 기관지염	미만성 범세기관지염	폐기종
개념	• 가래가 매일 연속해 3개월 이상 배출되고, 이것이 2년 이상에 걸쳐 지속된다.	• 양쪽 폐의 미만성 호흡세기관지의 만성 염증 • 만성 부비동염의 합병이 많다.	• 종말세기관지로부터 말초의 공간이 비정상으로 확대되어, 폐포벽의 파괴를 동반하는 병태이며, 명확한 섬유화를 동반하지 않는다.
부위	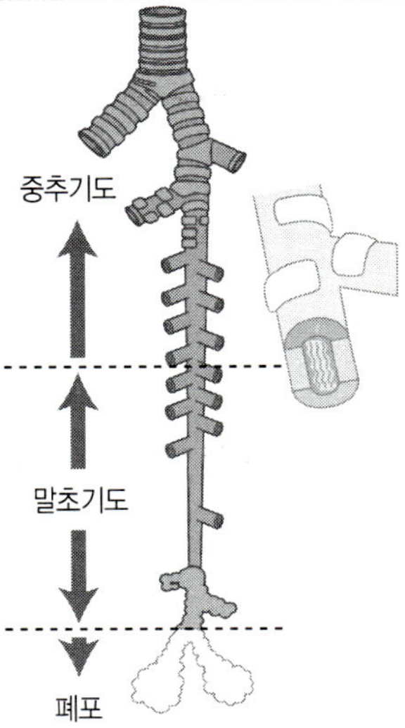 중추기도 말초기도 폐포	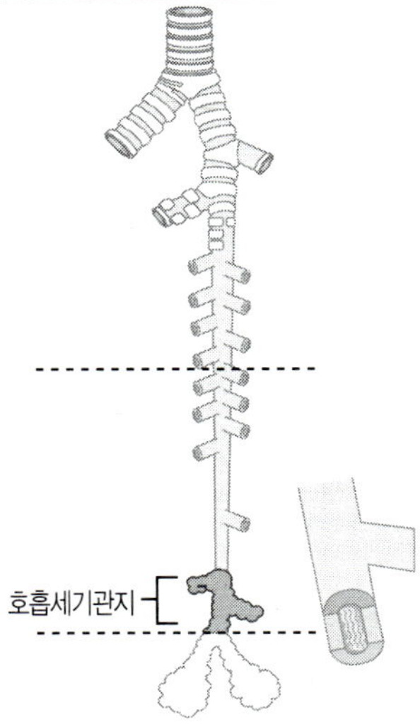 호흡세기관지	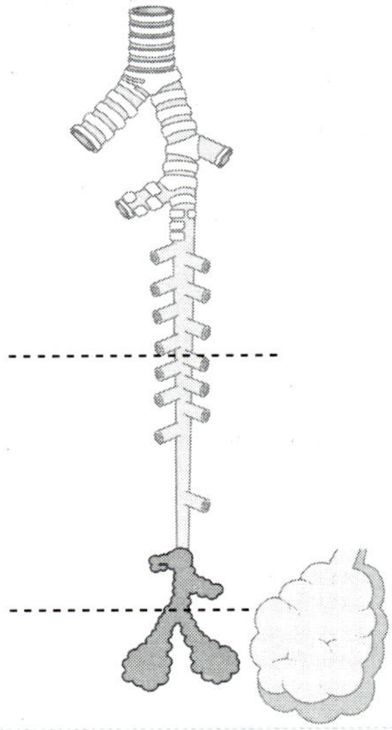
호발조건	• 50세 이상의 흡연자	• 동아시아 • HLA-B54	• 50세 이상의 흡연자
가래의 상태	• 백색 점조성	• 점조성(세균감염이 있으면, 노랑~녹색 농성)	• 가래가 적다
주된 증상	• 기침, 가래 • 운동 시 호흡곤란(진행 예)	• 기침, 가래 • 운동 시 호흡곤란	• 운동 시 호흡곤란
폐 기능	• $FEV_1\%$↓ • 저산소혈증 • DL_{CO}→	• $FEV_1\%$↓ • 저산소혈증 • 잔기량↑ • DL_{CO}→	• $FEV_1\%$↓ • DL_{CO}↓ • 저산소혈증 • 잔기량↑
청진	• 단속성 수포음	• 단속성 수포음	• 호기연장 • 호흡음 감소
흉부 X-선	• 폐음영 증가	• 미만성 과립모양 음영	• 폐영역의 투과성 항진 • 과다 팽창
흉부 CT	• 기도벽의 비대	• 미만성 소엽중심성 과립모양 음영	• 폐영역의 저흡수역

만성 폐쇄성폐질환(COPD) 포인트 리뷰

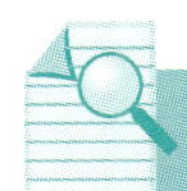

셀프 복습 문제

개요

01 만성 폐쇄성폐질환에 대해 간략히 기술해보자.

① 만성 폐쇄성폐질환(COPD)은 폐기종, 만성 기관지염에서 일어나는 ____________를 특징으로 한다.

② _______ 등에 의한 유해한 물질의 흡인으로 _____에 염증 반응이 일어나 그 영향으로 불가역적인 기류제한이 진행성으로 일어나는 질환이다.

원인

02 만성 폐쇄성폐질환의 원인을 나열해보자.

– _______, _______, _______, _______, _______ 등

03 만성 폐쇄성 폐질환의 가장 큰 원인은 무엇인가?

증상

04 만성 폐쇄성폐질환의 증상에 대해 기술해보자.

① 주 증상

a) 운동 시 _________ b) _______, _______

② 만성 기관지염의 증상

a) 계속되는 ______, 객담

b) ____________: 청색증, 곤봉손가락, 그렁거림

c) 청진 시 _______, _______

d) 심해지면 ________으로 발전

② 폐기종의 증상

a) 과다공명음, ____________ 흉곽, 청색증, 곤봉손가락, ________ 팽창

b) 호흡곤란, 기좌호흡, ________ 증가, ________ 감소

c) 청진 시 ________

정답

01 ① 폐쇄성 환기장애
② 흡연, 폐

02 흡연, 간접 흡연, 유전 질환, 대기오염, 호흡기 감염의 재발

03 흡연
* 그 밖의 원인: 간접 흡연, 대기오염, 유전적 요인, 감염, 노화 등

04 ① a) 호흡곤란
b) 기침, 가래
② a) 기침
b) 만성 저산소혈증
c) 수포음, 악설음
d) 폐기종
② a) 술통형, 경정맥
b) 호흡수, 호흡음
c) 악설음

05 **곤봉손가락, 술통형 흉곽, 기좌호흡 등이 주 증상인 질환은 무엇인가?**

06 **만성 폐쇄성 폐질환 환자에게 Pursed-lips(입을 오므리는 호흡) 훈련을 하는 이유는?**

간호

07 **만성 폐쇄성폐질환 환자의 간호에 대해 기술해보자.**

① 호흡곤란 완화를 위해 코로 흡기하고 호기 시에는 ________ 호흡하게 한다(pulsed-lips breathing).

② ________를 증가시켜 분비물을 묽게 한다.

③ _______를 청결하게 유지한다.

④ 객담배출을 돕기 위해 체위는 ________(호흡을 용이하게 함)를 취하게 한다.

⑤ 비강 캐뉼라를 이용하여 __________________ 한다.

* COPD 시 ___________를 투여하면 폐나 중추신경계의 독성 작용을 유발한다.

정답

05 폐기종

06 이산화탄소를 효과적으로 제거하고, 입을 오므림으로써 기도내압을 높여 기도 허탈 예방

07 ① 입술을 오므리며 길게
② 수분섭취
③ 기도
④ 반좌위
⑤ 저농도로 산소공급, 고농도 산소

핵심 정리 문제

01 만성 폐쇄폐질환(COPD)에 대한 설명으로 옳지 않은 것은?

① COPD의 가장 중요한 유발요인은 흡연이다.
② 폐기능 검사결과에서 폐활량(VC)이 감소한다.
③ 폐의 신축성이 감소하여 호흡부속근육을 과다하게 사용하게 된다.
④ COPD 치료를 위해 고농도 산소를 투여한다.
⑤ 과소환기로 인해 호흡성 산증이 유발된다.

02 만성 폐쇄폐질환 환자에게서 나타나는 증상이 아닌 것은?

① 호흡곤란 ② 천명음 ③ 객담을 동반한 기침
④ 저산소혈증 ⑤ 호흡수 감소

03 만성 폐쇄폐질환 환자에 대한 간호로 옳지 않은 것은?

① 세균의 증식을 막기 위해 실내 공기는 건조하고 따뜻하게 유지한다.
② 분비물을 묽게 하기 위해 충분한 수분 섭취를 권장한다.
③ 호흡을 용이하게 하기 위해 반좌위를 취하도록 한다.
④ 입술을 오므린 호흡을 하도록 한다.
⑤ 처방에 따라 거담제를 투여한다.

04 COPD 환자에게 입술을 오므린 호흡(pursed lips breathing)을 권장하는 이유는 무엇인가?

① 불안완화를 위해
② 폐확장 도모를 위해
③ 호흡수 조절을 위해
④ 효과적인 기침을 위해
⑤ 허탈된 기도의 개방을 위해

정답

01 ④
고농도 산소공급은 호흡자극을 억제하여 이산화탄소 중독증, 혼수 등을 일으킨다. COPD 환자에게는 저농도 산소를 공급한다.

02 ⑤
만성 폐쇄폐질환에서는 호흡수 증가가 나타난다.

03 ①
공기를 습화시켜야 객담을 배출하는 데 도움이 된다.

04 ⑤
입술을 오므린 호흡은 기도 허탈을 예방하고 호흡 속도와 깊이를 조절할 수 있다.

기관지 천식 간호관리

1. 병태생리로 보는 기관지 천식

기관지천식은 만성적으로 기도에 염증이 있어, 그로 인해 기도가 보통 상태보다 과민해져, 일시적으로 가역성 기도기류제한이 일어나는 질환이다. 이 기류제한은 '천식발작'이라 불리며 폐쇄성 호흡장애를 유발한다.

병 인	**원인** • 상기도 감염(가장 큰 원인) • 집먼지진드기, 돼지풀, 동물털, 곰팡이, 돼지풀, 꽃가루, 음식, 미생물 등의 알레르기원 등 • 약물 – β-bloker – 비스테로이계 항염증제(NSAIDs) – 각종 유황화합물 – 아스피린 • 차갑거나 건조한 공기, 향수 등의 환경적 요인 **기여인자** • 환경감염물질(오존, 이산화질소, 포름알데히드, 이산화유황 등) • 호흡기 감염증 • 과도한 운동 • 스트레스 • 정서적 변화 및 내분비 변화 • 아토피성, 알레르기성 체질

병 태	• 기도점막의 만성염증 • 모세혈관의 확장 • 기도점막의 부종 • 분비물 증가

증 상	• 호흡곤란 • 기침 • 가래 • 천명 • 청색증 • 빈맥 • 발한 • 수면장애
진 단 및 검 사	**검사** • 흉부X-선검사 • 폐기능검사 • 동맥혈 가스분석 • 가래(쿠르슈만나선체, 샤르코-라이덴결정) • 혈청 IgE • 혈액검사: 호산구의 증가 • 최대 호기유량 검사
치 료	**장기적 관리** • 흡입스테로이드 치료 **발작 시 관리** • 산소흡입 • β_2자극제(살부타몰 등)의 흡입 • 스테로이드의 전신 투여

2. 기관지 천식의 간호중재

간호문제	간호진단	간호목표
•천식 발작에 의한 호흡 곤란	•점막 부종, 기관지 협착, 기관지의 만성 염증, 저산소 혈증 등으로 인한 가스 교환 장애	•천식 발작을 극복하고 안정된 일상생활을 할 수 있도록 천식 발작을 관리할 수 있다. •호흡 곤란이 없도록 한다. •산소화가 양호하다.
•기도 청결 장애	•기도 폐쇄, 기관지 부종, 비효과적인 기침, 과도한 점액 생산으로 인한 비효과적인 기도 청결	•천명이 없도록 한다. •가래 배출이 효과적으로 이루어진다. •효과적인 기침을 할 수 있다.
•천식 발작에 대한 불안감 및 스트레스	•만성적인 걱정과 불안	•스트레스로 인한 천식 발작 없이 일상생활을 할 수 있다. •스트레스를 인식하고 대처 방법을 몸에 익힌다. •천식 발작 중의 불안을 줄일 수 있다.

간호수행

1. 천식 발작 제거

- 급성 천식 발작 시 기관지 확장제, 스테로이드제, 산소 등을 투여한다.
- 환자에게 호흡곤란이 나타나고 청진 시 천명음이 들릴 때 가장 먼저 기도를 확보한다.
- 가래 배출, 기도 청결에 도움을 주고, 약물효과에 맞추어 생활 패턴의 조정을 교육한다.
- 호흡곤란의 강화, 구역질·구토, 가래 객출 곤란 등에 의한 증상 악화 시에는 보고하도록 설명한다.
- 원인 환경을 피하고 알레르기 유발음식을 제한한다.

2. 효과적인 기도정화

- 호흡음 청진, 천명의 정도, 호흡 수, 가래 배출 상황 등을 파악한다.
- 수분 섭취/배설 불균형에 유의하여 수분 섭취를 설명하고, 가래를 배출하기 위한 효과적인 기침 방법을 교육하며 실내를 가습하여 가래의 배출을 쉽게 한다
- 공기가 차갑고 건조하면 발작이 잘 일어나므로 온도와 습도 조절에 유의한다
- 먼지가 없는 환경을 만든다.
- 호흡이 용이하도록 반좌위를 취하게 한다.

3. 천식 발작에 대한 스트레스 해소

- 스트레스에 의한 천식 발작의 정도·빈도를 관찰한다.
- 심리적 불안을 감소시키기 위하여 조용한 환경을 제공하여 안정을 취하게 한다.
- 천식 발작의 원인이 되는 스트레스에 대해 파악하고 편안한 휴식 방법을 교육한다. 발작 시의 공포감을 이해시키고, 발작은 진정시켜야 한다는 것을 설명한다.
- 발작 동안, 환자의 옆을 떠나지 않고 정서적 지지를 해주며, 필요에 따라 등 마사지 등을 실시한다.
- 정서적 긴장과 피로를 줄이도록 한다.

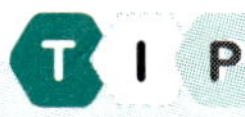

천식치료에 쓰이는 기관지 확장제

- β_2-agonists : β_2 수용체에 작용하여 기도 평활근 이완(Albuterol, Terbutaline, Salmeterol)
- Anticholinergics : 교감신경활동을 현저하게 자극(Ipratopium, Tiotropium)
- Methylxanthines : 다른 약물로 효과가 없을 때 사용한다(Aminophylline, Theophylline)

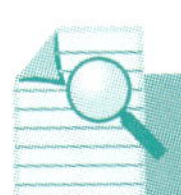

기관지 천식 포인트 리뷰

셀프 복습 문제

개요

01 기관지 천식에 대해 간략히 기술해보자.

– 기관지천식은 만성적으로 _______에 염증이 있어, 그로 인해 기도가 보통 상태보다 과민해져, 일시적으로 가역성 기도기류 제한이 일어나는 질환이다. 이 기류제한은 '천식발작'이라 불리며 _______________를 유발한다.

원인

02 기관지 천식의 위험요인을 기술해보자.

① ____________이 가장 큰 요인

② ____________, ____________, ________, ________, ________,
________, ____________, ________ 등의 알레르기원

③ _______________ 공기, 향수 등의 환경적 요인

정답

01 기도, 폐쇄성 호흡장애

02 ① 상기도 감염
② 집먼지 진드기, 동물털, 곰팡이, 꽃가루, 먼지, 음식, 아스피린, 미생물
③ 차갑거나 건조한

간호

03 기관지 천식의 간호 및 예방법에 대해 기술해보자.

① 점막이 건조하지 않도록 충분한 __________를 하도록 하고, 온도와 습도를 조절한다.

② 호흡이 용이한 자세인 ________를 취하게 한다.

③ ____________을 감소시키기 위해 조용한 환경을 제공하여 안정을 취하게 한다.

④ 환자에게 호흡곤란이 나타나고 청진 시 천명음이 들릴 때 가장 먼저 _______를 확보한다.

⑤ 급성 천식 발작 시 ______________, _____________, _______ 등을 투여한다.

⑥ 환자가 천식 발작 시 불안해하지 않도록 함께 머물며 ______ 지지를 하여 준다.

⑦ 원인 환경을 피하고 ___________ 음식을 제한한다.

⑧ 부비동염, 비염 등의 ________질환을 조기에 치료한다.

정답

03 ① 수분섭취
② 반좌위
③ 심리적 불안
④ 기도
⑤ 기관지 확장제, 스테로이드제, 산소
⑥ 정서적
⑦ 알레르기유발
⑧ 상기도 감염

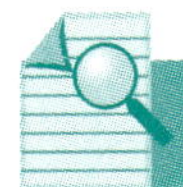

핵심 정리 문제

01 천식발작의 위험요인으로 옳지 않은 것은?

① 동물의 털이나 먼지
② 스트레스
③ 극심한 기후 온도 변화
④ 덥고 습한 날씨
⑤ 꽃가루나 곰팡이 등

02 기관지 천식 환자의 간호중재로 옳지 않은 것은?

① 조용한 환경에서 안정을 취하도록 한다.
② 호흡을 용이하기 위해 반좌위를 취해 준다.
③ 심리적 안정을 위해 대화를 자주 걸어준다.
④ 수분섭취를 권장하고 충분한 습도를 제공한다.
⑤ 처방된 산소요법을 시행한다.

03 다음 중 천식 발작 환자의 간호중재로 옳은 것은?

① 아스피린을 규칙적으로 투약한다.
② 여름에는 병실의 환기를 자주 시켜야 한다.
③ 호흡을 천천히 하도록 하고 복위를 취하도록 한다.
④ 영양균형을 위해 계란, 우유 등의 단백질 식단을 제공한다.
⑤ 아미노필린을 투여하여 호흡곤란을 완화시킨다.

정답

01 ④
차갑고 건조한 공기가 천식의 원인이 된다.

02 ③
환자는 호흡곤란을 겪으므로 많은 대화는 삼간다.

03 ⑤
① 아스피린은 천식 유발 요인이므로 금지한다.
② 환기를 자주 하면 천식 유발요인과의 접촉이 용이해 진다.
③ 호흡을 돕기 위해 반좌위를 취하게 한다.
④ 우유나 계란은 알레르기원이므로 섭취를 제한한다.
⑤ 아미노필린은 기관지 확장제로 천식 치료에 쓰인다.

04 급성 천식 발작 시 가장 먼저 해야 할 것은?

① 산소 공급
② 진정제 투여
③ 기관지 확장제 투여
④ 구강분비물 흡인
⑤ 동맥혈 가스 분석

05 천식 발작의 증상이 아닌 것은?

① 빈호흡
② 서맥
③ 기이맥
④ 보조 호흡근 사용
⑤ 호흡음 감소

정답

04 ③
급성 천식 발작 시에는 기관지가 좁아져 호흡곤란이 나타나므로 기관지 확장제를 가장 먼저 투여한다.

05 ②
빈맥이 나타난다.

기관지확장증 간호관리

1. 병태생리로 보는 기관지확장증

기관지확장증은 다양한 원인에 의해, 기관지의 구조가 비정상적으로 변하는 질환이다. 기관지염이 만성화 되면서 기관지확장증으로 발전하기 쉽다. 기관지확장증의 원인은 감염성과 비감염성으로 분류할 수 있다.

병 인	**감염성 원인** • 폐 감염증 • 감염방어기전의 파괴 **비감염성 원인** • 기관지 폐쇄 • 결합 조직 질환 등의 전신 질환 • 낭성 섬유증 • 특발성
병 태	**기도의 염증성 붕괴** • 폐렴·기관지염 악화 **가스교환장애** • 산소공급저하 • 이산화탄소 축적 **기관지 점막의 손상·기관지 폐쇄** • 점액분비증가·저류 **감염·세균증식** • 기도폐쇄 • 호흡부전 • 우심부전

증 상	**가스교환장애** • 호흡곤란 • 만성 기침 • 화농성의 악취나는 객담, 혈담 • 피로감, 불안 • 흉부 청진 시 수포음 청취 **일상생활 곤란** • 불면, 수면장애 • 의사소통 장애

진 단 및 검 사	**진단** • 원인 질환의 특정(면역질환 등) **검사** • 혈액검사, 객담배양, 흉부 X-선검사, CT검사

치 료	**대증요법** • 흉부물리요법(흉부타진, 체위배출 등) • 수액보충 **약물요법** • 기관지확장제 • 항생제 • 객담용해제 • 스테로이드 등 **수술요법** • 기관내 삽관 • 내시경지혈-기관지 동맥 색전술 **감염 예방** • 인플루엔자, 폐렴 예방접종

2. 기관지확장증의 간호중재

간호문제	간호진단	간호목표
• 기도 내 분비물 제거 불능	• 비효율적인 기도 정화	• 기도 정화 유지 • 기도 내 분비물 배출을 위한 효과적인 기침 방법을 습득하도록 한다. • 자력으로 가래를 뱉을 수 있도록 한다. • 호흡음에 이상이 없고 정상이 된다.
• 호흡곤란으로 인해 일상생활에 지장	• 활동 내성 저하	• 호흡 곤란이 일어나지 않고 활동량이 증가한다. • 활동에 의한 호흡 곤란이나 피로감이 나타나지 않도록 한다.
• 기침 등으로 인한 수면 장애	• 호흡 장애, 기침, 객담 배출 등으로 인한 불면증 • 지속적인 수면 곤란	• 야간에 깨지 않고 지속적으로 수면을 취할 수 있다. • 수면을 지속적으로 할 수 있도록 수면 전의 객담 배출의 필요성과 방법을 이해시키고, 구체적인 방법을 습득하도록 한다. • 정신 불안 등 수면 장애의 관련 요인을 제거한다.
• 호흡기 감염으로 인한 발열 지속	• 37.0 ~ 37.5℃ 이상의 고체온	• 정상적인 체온을 유지할 수 있다. • 감염 상태가 가라앉고 높은 체온의 위험 인자가 없어진다.
• 영양실조 및 체중 감소	• 필요량 이하의 영양 섭취로 인한 영양 불균형	• 계속하여 필요량을 섭취할 수 있다. • 기침이나 발열 등의 증상이 치유되고, 식욕이 증가한다.
• 발열에 의한 탈수	• 체액 부족	• 자력으로 수분 섭취를 할 수 있다. • 대상자가 신체적, 심리적 안정을 표현한다.

간호수행

1. 기도 내 분비물 배출

- 호흡의 물리치료 실시, 약물 치료 관리
  - 흡기의 가습(기도 흡입, 실내 가습) 및 수분공급
  - 체위 배액
  - 기침 도우미
- 수분섭취, 기침을 격려하여 기도의 청결을 유지하고 올바른 가래 배출 방법을 지도한다.
- 증상이 악화되는지 관찰하기 위해 객담 양의 증가를 살펴본다.

2. 정상적인 호흡

- 흡연, 공기오염 등의 기도 자극을 피한다.
- 호흡상태(산소화)를 관찰하여 이상이 없으면 서서히 활동량을 증가시킨다.
- 활동에 의한 에너지 절약법을 교육하고,
  의식적으로 입을 오므리고 호흡하여 복식 호흡이 되도록 교육한다.

3. 안정적인 수면

- 천명의 유무 확인 및 폐음 청진(잡음의 유무)을 관찰하고, 야간의 객담 상황(양, 성상, 자가 객출의 여부 등)을 관찰하며, 객담 배출을 촉진하고 정신적 안정을 취하도록 관리한다.
- 잠들기 전 객담 배출의 필요성을 이해시키고 환자 스스로 할 수 있도록 교육하고, 필요 시 목이나 어깨(호흡 보조 근육)를 마사지 한다.

4. 정상 체온 유지

- 신체 증상(체온, 호흡 수, 맥박 수, 혈압, 발열)의 경과를 관찰하고, 흡습성이 좋은 헐렁한 옷을 선택한다.
- 발한 시 신체를 청결하게 하고, 수분 섭취를 촉진하고, 수분 섭취의 필요성과 적절한 섭취량에 대하여 설명한다.

5. 정상적인 영양 상태 및 체중 유지

- 감염에 대한 내성 유지 위해 적절한 영양을 공급한다.
- 식사 섭취량과 영양 상태의 경과를 관찰하고, 환자가 좋아하는 음식을 선택하거나 대체하며,
  다양한 형태의 음식물을 섭취하도록 한다.
- 고칼로리, 고단백 식이를 소량씩 자주 섭취하도록 하여 적절한 영양을 공급한다.
- 가스를 형성하는 음식은 제한한다.
- 식사 전에 충분히 객담을 배출하도록 지원하고 구강 관리를 실시하며,
  환자 자신이 간호 내용을 이해하고 스스로 실천하도록 교육한다.

6. 탈수 해소

- 피부, 입술, 구강 점막의 건조의 유무 등 탈수 현상에 대한 경과를 관찰하고,
  수분 섭취의 필요성에 대해 설명하고 수분 섭취를 촉진한다.

TIP

기관지확장증의 dry type과 wet type

- 발생 원인에 따라 dry type과 wet type으로 나뉘는데 dry type에서는 무증상인 경우가 많아 임상적으로 문제가 되지 않으며, wet type에서는 기침과 가래가 주증상이 된다. 가래는 야간에 정체되기 때문에, 오전 중에 나타나는 경우가 많다.
- 감염이 가세하면 가래의 양이 증가하기 때문에, 분비물로 인해 기도가 폐쇄되어 피리소리(wheeze) 비슷한 소리가 들리는 경우가 있다.

	Dry type	Wet type
발생기전	• 일과성의 호흡기 감염증(영유아기의 홍역, 백일해, 결핵 등)	• 호흡기 감염증의 지속 또는 반복
특징	• 대부분 무증상이기 때문에 건강진단 시 발견되는 경우가 많다.	• 대부분 만성 부비동염이 합병되고 감염이 반복되는 경우가 많다.
주요 증상	• 무증상인 경우가 많으나, 가끔 혈담이 나온다.	• 만성 부비동염이 발병해 대량의 농성~혈성 객담(50~100mL/일), 객혈이 나오고 만성 습성 기침을 하며, 청진에서 거친 수포음(coarse crackles)이 들린다.
치료	• 대부분은 불필요하나 객혈 시는 지혈 및 항균제를 투여한다.	• 소량의 에리트로마이신을 지속적으로 투여한다.

기관지확장증 포인트 리뷰

셀프 복습 문제

개요

01 기관지확장증에 대해 간략히 기술해보자.

– 기관지확장증은 감염성 또는 비감염성의 다양한 원인에 의해, ________의 구조가 비정상적으로 변하는 질환이다.

증상

02 기관지확장증의 증상으로 옳은 것을 모두 골라보자.

① 화농성의 악취나는 객담
② 호흡곤란
③ 만성 기침
④ 흉부 청진 시 수포음 청취
⑤ 피로감, 불안
⑥ 불면, 수면장애
⑦ 의사소통 장애

간호

03 기관지확장증의 간호에 대해 기술해보자.

① ________, __________ 등의 기도 자극을 피한다.
② ____________, _______ 격려로 기도의 청결을 유지한다.
③ ___________, __________의 식사를 소량씩 자주 섭취하도록 하여 적절한 영양을 공급한다.
④ ________를 형성하는 음식은 제한한다.
⑤ ________를 자주 변경하도록 한다.
⑥ 증상이 악화되는지 관찰하기 위해 ________ 양의 증가를 살피도록 한다.

정답

01 기관지

02 ①, ②, ③, ④, ⑤, ⑥, ⑦

03
① 흡연, 공기오염
② 수분섭취, 기침
③ 고칼로리, 고단백
④ 가스
⑤ 체위
⑥ 객담

핵심 정리 문제

01 기관지확장증 환자가 객담 배출을 하지 못하는 경우에 적절하지 못한 간호중재는?

① 실내 공기를 덥고 건조하게 유지한다.
② 따뜻한 물을 충분히 마시도록 한다.
③ 체위변경을 자주 시킨다.
④ 흉벽 진동법 및 타진법을 실시한다.
⑤ 기관지 확장제, 거담제를 투여한다.

02 기관지 확장증 환자의 증상 악화 예방을 위해 해야 할 올바른 교육내용은?

① 객담의 양이 증가하는지 관찰하도록 한다.
② 차가운 공기를 자주 들이마시도록 한다.
③ 가습기 사용은 하지 않도록 한다.
④ 되도록 기침을 하지 않도록 한다.
⑤ 수분 섭취는 최소한으로 하게 한다.

정답

01 ①
따뜻하고 건조한 공기는 호흡과 객담배출을 어렵게 한다.

02 ①
차가운 공기는 호흡기 증상을 악화시킨다. 수분섭취 및 기침을 격려하여 기도의 청결을 유지하도록 한다.

폐섬유증 간호관리

1. 병태생리로 보는 폐섬유증

폐섬유증이란 폐 조직의 섬유화로 인해 폐가 굳어 심각한 호흡장애를 일으키는 질환이다. 특발성 폐섬유증은 간질성 폐렴 중에서 가장 빈도가 높으며 폐의 염증, 섬유화가 만성적으로 진행되어 제한성 환기장애 등의 소견이 나타난다.

병 인	• 폐의 염증 및 섬유화가 만성적으로 진행 • 흡연, 항우울제의 복용 • 위, 식도역류증에 의한 만성적인 삼킴곤란 • 바이러스 감염(EBV 등)
병 태	**염증에 의한 병태** • 섬유화 병변 • 폐의 용적 감소 • 흉막 직하의 봉소(벌집)병변
증 상	• 서서히 발병 • 활동 시 호흡곤란 • 발작성 마른기침 • 폐암 합병률이 높음 • 곤봉손가락, 청색증

진 단 및 검 사	**진단** • 청색증, 건성기침 등 **검사** • 흉부X-선 검사, CT 검사 • 혈액생화학(LDH)검사 • 호흡기능검사 • 폐생검

치 료	**약물치료** • 스테로이드 요법 • 면역억제제 • 항산화스트레스제(N-아세틸시스테인) **대증요법** • 호흡재활훈련 • 산소요법 **폐이식** • 말기 환자의 경우

2. 폐섬유증의 간호중재

간호문제	간호진단	간호목표
• 호흡 곤란, 기침, 질식감이 있다.	• 비효율적 기도정화	• 호흡·순환 상태가 안정된다. • 호흡·순환 상태의 변화가 자각된다. • 저산소 상태의 원인을 제거할 수 있다.
• 호흡 곤란으로 인한 영양 섭취 불균형	• 필요량 이하의 영양 섭취로 인한 영양 불균형 상태	• 적절한 식사 섭취가 가능 • 영양 상태의 변화를 초래하지 않는다.
• 호흡 곤란으로 인한 수면 장애	• 불면증	• 호흡 곤란을 초래하지 않고 편안한 수면을 취할 수 있다. • 양호한 수면 상태가 지속된다.

간호수행

호흡·순환 상태 안정

- 휴식과 활동 시 호흡 상태의 변화를 관찰(호흡수, 노력 호흡, 환기 상태, SpO_2)하고, 안정 시와 활동 시의 순환 상태를 관찰한다(맥박, 혈압).
- 환자와 가족에게 일상생활의 행동 범위를 환자가 스스로 조정할 수 있도록 교육한다.

정상적인 영양 섭취

- 저에너지식에 대해 알려주고, 영양가가 높은 음식을 소량씩 자주 먹게 한다.
- 수분의 과잉 섭취를 피하도록 설명한다.
- 식이 섬유식품 섭취를 위한 식단에 대하여 환자와 함께 의논하고 연구한다.

수면 장애 완화

- 수면 상태, 수면 중단의 횟수, 숙면감, 수면의 만족도, 호흡 상태, 체위, 불안의 정도 등을 관찰하며, 안락한 수면 자세를 고려한다.
- 낮에는 호흡 상태에 따라 적당한 운동을 하여, 밤에 잠을 편안하게 잘 수 있는 신체리듬을 만들도록 교육한다.

폐섬유증 포인트 리뷰

셀프 복습 문제

개요

01 폐섬유증에 대해 간략히 기술해보자.

– 특발성 폐섬유증은 간질폐렴 중에서 가장 빈도가 높으며 폐의 ________, __________가 만성적으로 진행되어 제한성 환기장애 등의 소견이 나타난다.

정답

01 염증, 섬유화

증상

02 폐섬유증의 증상에 대해 옳은 것을 모두 골라보자.

① 급격히 발병
② 안정 시 호흡곤란
③ 발작성 마른기침
④ 폐암 합병률이 높음

02 ③, ④
* ① 서서히 발병한다.
② 활동 시 호흡곤란이 나타난다.

간호

03 폐섬유증 환자의 간호에 대해 기술해보자.

① 휴식과 활동 시 ____________의 변화를 관찰(호흡수, 노력호흡, 환기 상태, SpO_2)한다.
② ______ 시와 ______ 시의 순환 상태를 관찰한다(맥박, 혈압).
③ ________가 높은 음식을 소량씩 먹게 한다.
④ _______의 과잉 섭취를 피하도록 설명한다.
⑤ 낮에는 호흡 상태에 따라 ___________을 하여 밤에는 수면을 취할 수 있는 신체 리듬을 만들도록 지도한다.

03 ① 호흡 상태
② 안정, 활동
③ 영양가
④ 수분
⑤ 적당한 운동

핵심 정리 문제

01 폐섬유증의 증상에 대해 옳지 않은 것은?

① 급격한 증상으로 발병한다.
② 발작적인 마른기침을 한다.
③ 활동 시 호흡곤란이 나타난다.
④ 폐암으로 합병될 가능성이 높다.
⑤ 손가락 끝이 뭉툭해지는 곤봉지 현상이 나타난다.

02 폐섬유증에 대한 설명 중 옳지 않은 것은?

① 청색증, 곤봉손가락, 마른기침 등의 증상으로 진단할 수 있다.
② 말기 환자의 경우 폐 이식 수술을 시행하기도 한다.
③ 환자의 식단으로는 영양이 풍부한 음식을 소량씩 자주 제공한다.
④ 절대 안정을 취해야 하므로 신체 활동은 제한한다.
⑤ 식이섬유가 함유된 식품을 섭취하도록 한다.

정답

01 ①
발병은 서서히 진행한다.

02 ④
호흡 상태에 따라 적당한 운동을 하여 밤에 편안하게 수면을 취할 수 있는 신체리듬을 만들도록 한다.

폐렴 간호관리

1. 병태생리로 보는 폐렴

폐렴이란 폐실질에 일어나는 급성 염증 상태로, 세균 등이 주로 기도를 통해서 폐에 감염하여 염증을 일을킨다.

병 인	**신체 상태** • 폐의 면역력 저하 • 연령(고령자, 연소자) • 저영양상태 • 생활습관(흡연, 음주) • 약물(내성, 면역력 저하 등) **전형폐렴** • 폐렴알균, 인플루엔자균 등의 원인균에 의하여 발생 **비전형폐렴** • 세균 이외의 미생물에 의하여 발생(미코플라스마 폐렴과 클라미디아 폐렴) **감염양식, 경로** • 접촉감염(새, 동물 등) • 공기감염 • 감염 위험 상태(의료자, 환자, 의료기구)

병 태	**폐의 염증** • 폐 조직파괴 • 백혈구 증가 • 발열물질 **독소발생** • 폐조직 순환장애 • 폐막 자극	**＊합병증 발병위험** – 폐화농증 – 호흡부전 – 심부전 – 뇌막염 – 패혈증

증 상	• 감기증상, 소화기증상 • 관절통 • 화농성 객담, 건성기침 • 39℃ 이상의 발열, 오한 • 흉통, 호흡곤란, 천명음 • 불안, 권태감, 식욕부진 • 가스 교환 장애, 저산소혈증, 호흡보조근 사용 • 구강 점막 장애 • 폐의 환기 부족으로 저산소증이 유발되면 빈맥, 빈호흡, 울혈성 심부전, 부정맥 등이 발생한다. • 기립성 저혈압 • 호흡성 산독증: 고탄산증, pH 저하 • 균혈증: WBC 증가
진 단 및 검 사	**진단** • 호흡수 증가 • 폐음(기관지, 폐포 호흡음의 감약, 수포음) • 빈맥 • 혈압저하 • SpO_2저하 **검사** • 원인균 – 객담 도말, 항원검사 등 • 염증반응 – 백혈구수 증가, 백혈구핵 좌방 이동 – CRP 상승 • 일반검사 – 알부민 – 전해질 조절 – 신장기능 • 흉부X-선 사진

치 료	**화학요법** • 항균제 투여 **근치치료** • 부신피질호르몬제제 **대증요법** • 진해제 • 거담제 • 해열제 • 진통제 **일반치료** • 안정 • 호흡관리 • 영양관리 • 감염예방

2. 폐렴의 간호중재

간호문제	간호진단	간호목표
•기도에 담이 저류되어 환기에 장애가 있다.	•비효율적 기도 정화	**환기 장애 완화** •기도에서 담의 저류가 없어지고 환기가 개선된다. •유효한 객담 배출 방법을 실시할 수 있다. •정상적인 폐음의 청취가 가능해진다. •객담 저류감이 소실된다.
•신체증상에 수반된 고통이 발생한다.	•안락 장애 •생활활동수준저하(수면장애)	**수반 증상 완화** •불쾌한 증상이 완화되고 안락한 상태의 생활이 가능하다. •충분한 수면이 가능하다. •고통이 없는 활동이 가능하다.
•식욕부진이나 에너지 소비증가에 못 미치는 영양상태 불량으로 감염방어력이 저하된다.	•필요량 이하의 영양 섭취로 인한 영양 불균형	**정상적인 영양 섭취** •필요한 식사량의 섭취가능 및 영양상태의 개선 •필요한 식사 섭취량의 유지가 가능하다. •알부민 수치가 기준범위 이내이다.
•구강 내의 건조 및 위생상태불량으로 점막장애가 발생한다.	•저영양상태, 개구호흡, 잦은 객담 등으로 인한 구강점막장애	**구강 위생 유지** •구강 내의 위생을 유지하고 불쾌감이나 장애가 생기지 않는다. •구강점막의 습윤·위생환경의 유지 •적절한 구강관리 실시

간호수행

환기 장애 완화

- **기도의 보습**(온도조정, 수분섭취, 기침, 구강관리, 의사의 지시에 따른 흡입)으로 점조도를 낮추고 객담 배출을 촉진한다. 경구섭취가 불가능한 경우에는 주의해야 한다.
- 기침을 촉진함으로써 객담을 배출하게 한다.
- 금연지도를 한다.
- 환자가 호흡곤란을 호소할 때에는 호흡증진을 위해 반좌위를 취하게 한다.
- 적절한 수분공급을 하여 분비물을 묽게 해 객담배출을 돕는다.
- 2시간마다 체위변경을 한다.
- 환자는 재발 방지를 위해 완치될 때까지 심호흡과 기침으로써 객담 배출과 호흡기능 회복을 돕도록 실천한다.

수반 증상 완화

- 기침의 완화 : 기도의 자극에 따른 환경의 조정(온도, 습도, 청결)
- 호흡곤란의 완화 : 호흡운동을 억제하는 요인을 조정한다(의복, 식사의 조정). 호흡법(복식호흡법)의 지원
- 흉통의 완화 : 온열자극, 정신적 관리, 기침방법의 개선
- 발열의 완화 : 체온조정(실내환경, 보온), 땀이 날 때의 청결, 수분섭취
- 복약(진해제, 진통제, 해열제, 수면제)의 필요성에 대하여 환자나 의사와 상담한다.
- 휴식, 항생제 투여, 진통제 투여로 증상을 조절한다.
- 기관지 경련 시 기관지 확장제를 투여한다.
- 효과적인 증상의 완화방법을 지도한다.
- 수면이나 휴식을 취할 수 있는 환경을 조성한다.
- 수면이나 휴식이 방해받고 있는 원인에 대하여 대화하고 해결책을 상담한다.

정상적인 영양 섭취

- 식욕을 증진하는 환경의 조정
- 식사내용, 양의 조정, 기호의 고려
- 고단백, 고탄수화물 식이 제공
- 식욕부진의 고통증상 완화, 수면과 휴식이 가능한 환경을 조성한다.
- 체력의 회복, 감염방어력과 관련하여 식사섭취의 중요성을 설명한다.

구강 위생 유지

- 수분섭취, 기침의 촉진, 구강 내의 보습환경을 조성한다.
- 감염예방과 관련하여 구강관리의 필요성에 대해 설명한다.

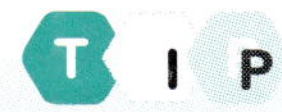

전형 폐렴의 원인균

- 치료 시 원인균의 종류에 따라 사용되는 약제가 다르기 때문에, 객담 배양검사나 혈액 배양검사 등을 통해 원인균을 분류하는 것이 중요하다(**표 A**). 성인의 시중 폐렴의 원인균 중에는 폐렴구균이 가장 많고, 다음으로 인플루엔자균이 많다.
- 폐렴이 중증화하면 폐실질의 파괴를 동반하는 폐농양이 되고, 염증이 흉막에 이르러 농양이 흉막과 연결되면 고름가슴증(농흉)이 된다.

균이름	형태	생식장소	특징적인 소견	항균제
폐렴구균 *Streptococcus pneumoniae*	• 그람양성 구균 • 쌍구균 • 호기성	• 사람의 코인두에 상재	• 상기도염에 이어 오한, 전율을 동반한 고열이 난다. • 기침과 녹슨 색깔의 가래를 동반한다. • 종종 균혈증, 수막염, 관절염 등을 병발하며 중증화한다. • 대엽성 폐렴상을 나타낸다.	• 광역페니실린(암피실린, 피페라실린)이 제1선택약 • 페니실린 내성 폐렴구균(PRSP)에 대해서는 상기 약제를 높은 용량(상용량의 2~3배) 사용한다. • 고도 내성균에는 카바페넴계 약제를 사용한다.
인플루엔자균 *Haemophilus influenzae*	• 그람음성 간균 • 호기성	• 사람의 코인두에 상재	• 코점막 손상에 의한 코인두염 • 소아에 많이 발생 • 균의 증식에 의해 폐렴, 중이염, 부비동감염, 뇌수막염을 유발하거나 호흡기계 기초질환을 악화시킨다.	• β-락타마제 저해제 배합 페니실린이나 광역 페니실린이 제1선택약이다. • 암피실린 내성균이 약 40%를 차지한다. • β-락타마제 저해제 배합 페니실린이나 광역 페니실린이 제1선택약이다. • 암피실린 내성균이 약 40%를 차지한다.
클렙시엘라 *Klebsiella pneumoniae*	• 그람음성 간균 • 통성혐기성	• 구강 • 장관에 상재	• 애주가·흡연자·당뇨병 환자의 흡인으로 인해 1차성 폐렴을 유발하는데 급격하고 위중한 증상이 나타난다. • 페니실린을 계속 투여하면 균교대현상이 일어나 호흡기감염증(2차성 폐렴)이 초래된다.	• 제2세대 세펨계가 제1선택약이다. • 카바페넴계, 뉴퀴놀론계도 유효하다.
황색포도상구균 *Staphylococcus aureus*	• 그람양성 구균 • 포도송이 모양으로 배열 • 통성혐기성	• 자연환경 • 코안 • 장관 • 피부에 상재	• 기관지폐렴을 나타내며, 조직파괴성이 강하기 때문에 폐농양이나 고름가슴증을 합병하기 쉽다. • X-선상에서 액면형성(niveau)이 동반된 공동성 병변이 다발한 것을 볼 수 있다.	• β-락타마아제 저해제 배합 페니실린이 제1선택약이다. • 메티실린 내성 황색포도알균(MRSA)에는 반코마이신을 사용한다.

[표 A] 전형 폐렴의 원인균 분류

폐렴 포인트 리뷰

셀프 복습 문제

개요

01 폐렴에 대해 간략히 기술해보자.

– 폐렴이란 ________에 일어나는 급성 염증 상태로, 세균 등이 주로 ________를 통해서 폐에 감염하여 염증을 일으킨다.

증상

02 폐렴의 증상에 대해 기술해보자.

① 폐의 환기 부족으로 ________이 유발되면 빈맥, 빈호흡, 울혈성 심부전, 부정맥 등이 발생한다.

② 흉통, 오한, 발열

③ 화농성 ________, 기침

④ 호흡성 산독증 : ________, pH ______

⑤ 균혈증 : ______ 증가

간호

03 폐렴 환자의 간호에 대해 기술해보자.

① 휴식, ________ 투여, ________ 투여로 증상을 조절한다.

② 기관지 경련 시 ________를 투여한다.

③ 폐렴환자에게는 적절한 영양증진을 위해 ________, ________식이를 소량씩 자주 제공한다.

④ 환자가 호흡곤란을 호소할 때에는 호흡증진을 위해 ________를 취하게 한다.

⑤ 적절한 수분공급을 하여 분비물을 묽게 해 ________배출을 돕는다.

⑥ 호흡기 장비 소독, 손 씻기, 흡인 예방 등으로 감염을 예방한다.

⑦ 환자가 고열, 발한 증상이 있을 때에는 린넨을 자주 교환한다.

⑧ 2시간마다 ________을 한다.

⑨ 환자는 재발 방지를 위해 완치될 때까지 ________________과 ______으로써 객담 배출과 호흡기능 회복을 돕도록 실천한다.

정답

01 폐실질, 기도

02 ① 저산소증
③ 객담
④ 고탄산증, 저하
⑤ WBC

03 ① 항생제, 진통제
② 기관지 확장제
③ 고칼로리, 고단백
④ 반좌위
⑤ 객담
⑧ 체위변경
⑨ 심호흡, 기침

핵심 정리 문제

01 폐렴 증상으로 옳지 않은 것은?

① 서맥
② 천명음
③ 복부 팽만
④ 과다환기
⑤ 흡기 시 흉통

02 폐렴 환자에게 제공할 식이로 바른 것은?

① 저칼로리식, 저단백식
② 저칼로리식, 고단백식
③ 고칼로리식, 저단백식
④ 고칼로리식, 고단백식
⑤ 저섬유식, 유동식

03 폐렴 환자에 대한 간호로 적절하지 않은 것은?

① 가래를 묽게 하여 배출할 수 있도록 가습기를 틀어준다.
② 환자가 호흡곤란을 호소하면 반좌위를 취해 호흡증진을 돕는다.
③ 복부팽만 방지를 위해 수분 섭취 시 빨대로 먹지 않도록 한다.
④ 충분한 수분섭취를 하도록 하고, 체액과 염분을 보충해준다.
⑤ 폐렴을 유발하는 균의 활동을 억제하기 위해 저단백식이를 제공한다.

정답

01 ④
과소환기가 나타난다.

02 ④
영양증진을 위해 고칼로리, 고단백식을 소량씩 자주 제공한다.

03 ⑤
영양증진을 위해 고탄수화물, 고단백 식단을 제공한다.

폐암 간호관리

1. 병태생리로 보는 폐암

폐암은 암 유전자나 암 억제 유전자의 변이와 그에 동반되는 세포의 변화가 시간의 흐름에 따라 다단계적으로 축적되어 발생한다. 유전자 변이는 흡연이나 직업성 물질(석면 등) 등 여러 가지 발암요인에 의한 자극으로 유발된다.

병 인	• 원인불명 • 유전적 소인 • 만성적인 흡연(가장 큰 원인), 간접흡연 • 환경요인 : 콜타르, 대기오염

병 태	**폐에 악성종양 발생** • 기관지벽, 흉벽, 심막 등 주위 조직에의 압박, 침윤 **혈행성, 림프성으로 장기에 전이** • 간, 폐, 뼈, 뇌, 부신, 신장 등(발생빈도순서)

증 상	**중추발생형(편평상피암, 소세포암)** • 습성기침, 객혈, 객담, 천명, 호흡곤란, 폐쇄폐렴 등 • 조기에는 무증상으로, 검진 등에서 발견되는 경우도 있다. **말초발생형(선암, 대세포암)** • 흉통, 마른기침, 제한성 호흡곤란 등 **전이에 따른 증상** • 저림, 마비, 흉부 및 팔의 통증, 발열, 황달, 체중감소 등 * 편평상피암과 선암이 가장 자주 발생 * 폐암의 증상이 나타났을 때에는 이미 전이가 되어 있는 경우가 많기 때문에 폐암 환자의 생존율은 낮다.

진 단 및 검 사	**진단** • 자각증상 • 증상 발견의 시기 • 흡연력 • 직업력 **검사** • 발견을 위한 검사 – 흉부 X–선 검사 – 종양 표지자 • 확정진단을 위한 검사 – CT검사, MRI검사 – 세포진단(객담) – 기관지경 검사
치 료	**수술요법** • 종양 제거를 위한 – 개흉술 – 폐엽 절제술 – 폐분절 절제술 – 폐 전절제술 **화학요법** • 시스플라틴(CDDP), • 카르보프라틴(CBDCA) • 다제약물요법(신규항암제 병용) **방사선요법** • 세포자멸사 유도

2. 폐암의 간호중재

간호문제	간호진단	간호목표
• 빈번한 기침이나 치료법 등의 부작용에 의한 피로감과 고통	• 안락 장애	• 기침, 호흡 곤란이 완화된다. • 환자 스스로 안락하게 지내는 방법이나 기분 전환 방법을 찾아낼 수 있다.
• 골수 억제 및 영양 상태 저하로 감염 위험	• 감염 위험 상태	• 감염이 일어나지 않는다. • 감염의 위험 요인과 필요한 행동에 대하여 표현할 수 있다. • 감염 예방을 위한 적절한 조치를 취할 수 있다. • 영양 상태가 저하되지 않는다.
• 화학 요법이나 방사선 요법에 의한 식욕 부진 및 영양 상태 저하	• 필요량 이하의 영양 섭취로 인한 영양 불균형	• 필요 섭취량을 취하여 큰 체중 감소가 없다. • 불쾌감이나 고통 없이 식사를 섭취할 수 있다.

간호수행

수술 전 간호

- 수술 전 호흡기 분비물을 감소시키고 묽게 하기 위해 수분 섭취를 권장한다.
- 기도 분비물을 제거하여 기도의 청결을 유지한다(수술 후 감염 가능성 줄임).
- 수술 절차와 수술 후 관리에 대해 환자에게 설명하고 불안감을 느끼지 않도록 도와준다.

수술 후 간호

1) 피로감 및 고통 완화

- 상대정맥압박 완화를 위해 좌위를 취하도록 한다.
- 전폐절제술을 행했을 경우 1/4 정도의 측위를 취한다. 완전 측위는 절대 금한다.
- 폐엽절제술을 행했을 경우에는 어느 쪽으로나 돌아누울 수 있다.
- 팔의 경직을 예방하기 위해 수술한 당일 마취회복 4시간 후부터 수동적으로 팔을 운동시킨다.
- 환자가 불편하지 않도록 흉관을 안전하게 고정시킨다.
- 처방에 따라 진통제를 투여한다(운동하기 30~40분 전 진통제 투여).
- 실내 온도, 습도를 일정하게 유지하고, 효과적인 호흡법과 객담 배출방법을 교육한다.
- 진해제의 효과를 파악하고 약물의 변경 등을 의사와 검토한다.
- 적절한 심박출량을 유지하고, 가스교환과 호흡 및 기도유지를 증진한다.

2) 감염 위험 제거

- 치료 전후에 손씻기를 실행하고, 전신의 청결을 유지할 수 있도록 지원하며, 효과적인 기침과 가래의 배출을 돕는다.
- 감염 방어의 필요성을 설명하고 감염 예방의 자기 관리를 할 수 있도록 교육하며, 양호한 영양 상태를 유지하는 것이 감염 예방에 중요하다는 것을 설명한다.

3) 정상적인 영양 상태 회복

- 환자의 식욕이 증가할 수 있도록 먹기 쉬운 형태의 음식에 대해 영양사와 의논한다. 좋은 영양 상태를 유지하는 것이 감염 예방에 중요하다는 것을 설명한다(고칼로리, 고단백식이 제공).
- 환자의 기호에 맞는 음식을 소량씩 자주 제공한다.
- 뜨겁거나 차가운 음식, 자극적인 음식은 제한한다.
- 진토제는 식사하기 30분~1시간 전에 투여한다.
- 구내염 치료를 실행하고, 관찰 및 관리에 대해 설명한다.
- 일시적으로 탈모가 발생할 수 있음을 알려주고 가발의 사용법을 설명한다.

폐암 포인트 리뷰

셀프 복습 문제

개요

01 폐암에 대하여 간략히 기술해보자.

– 폐암은 __________나 암 억제 유전자의 변이와 그에 동반되는 세포의 변화가 시간의 흐름에 따라 다단계적으로 축적되어 발생한다. 유전자 변이는 흡연이나 직업성 물질(석면 등) 등 여러 가지 ________에 의한 자극으로 유발된다.

원인

02 폐암의 위험요인을 나열해보자.

① ________________, ____________
② ______________
③ ______________________
④ ____________________

03 폐암의 가장 큰 원인은 무엇인가?

증상

04 폐암의 증상으로 옳은 것을 모두 골라보자.

① 습성기침
② 호흡곤란
③ 객혈, 객담
④ 체중증가
⑤ 식욕부진
⑥ 흉부 및 팔의 통증
⑦ 저림, 마비
⑧ 체온저하

정답

01 암 유전자, 발암요인

02 ① 만성적인 흡연, 간접흡연
② 유전적 원인
③ 반복적이고 만성적인 자극
④ 대기오염 등의 환경요인

03 만성적인 흡연

04 ①, ②, ③, ⑤, ⑥, ⑦, ⑧
* ① 중추발생형에서는 습성기침, 말초발생형에서는 마른기침이 나타난다.
④ 체중은 감소한다.
⑧ 발열 증상이 나타난다.

간호

05 폐암의 간호에 대해 기술해보자.

① 상대정맥압박 완화를 위해 _______를 취하도록 한다.

② 전폐절제술을 행했을 경우 ____________________를 취한다. __________는 절대 금한다.

③ ______________을 행했을 경우에는 어느 쪽으로나 돌아누울 수 있다.

④ 수술한 당일 마취회복 4시간 후부터 수동적으로 __________ 시킨다.

⑤ _____________, __________ 식이를 제공한다.

정답

05 ① 좌위
② 1/4 정도의 측위, 완전 측위
③ 폐엽절제술
④ 팔을 운동
⑤ 고칼로리, 고단백

핵심 정리 문제

01 폐암 환자의 상대정맥압박을 완화시키는 방법으로 옳은 것은?

① 나트륨을 제한한다.
② 얼음주머니를 대준다.
③ 심호흡을 하도록 한다.
④ 좌위를 취하도록 한다.
⑤ 트렌델렌버그 체위를 취해 준다.

정답

01 ④

폐암은 상대정맥 주위에 발생하여 상대정맥을 압박하므로 혈액순환에 장애를 초래한다. 상대정맥압박 완화를 위해 좌위를 취하도록 한다.

02 전폐절제술을 받은 환자에 대한 간호로 옳지 않은 것은?

① 완전측위를 취하도록 한다.
② 기침을 유도한다.
③ 심호흡을 하도록 한다.
④ 1~2시간마다 체위를 변경해준다.
⑤ 최대한 빨리 팔운동을 시작한다.

02 ①

봉합한 기관지 끝부분이 새어 수술하지 않은 곳으로 액체가 흘러들어가 호흡곤란이 일어날 수 있으므로 환부 쪽을 위로 하여 옆으로 눕지 않도록 하며 좌위를 취하게 한다.

03 폐암 수술 후 방사선 치료를 받는 환자가 오심 및 식욕부진 등으로 식사를 제대로 하지 못해 체중이 급격히 줄었을 때의 영양관리로 옳지 않은 것은?

① 고단백, 고열량식을 제공한다.
② 식사는 소량씩 자주 먹도록 한다.
③ 환자에 기호에 맞는 음식을 권장한다.
④ 뜨겁거나 찬 음식보다 미지근한 음식을 제공한다.
⑤ 식욕을 돋우기 위해 양념이나 향신료가 풍부한 음식을 권한다.

03 ⑤

자극적인 음식은 오심, 구토를 유발하므로 제한한다.

04 폐암 수술을 받은 환자가 식욕부진, 구토 등의 증상으로 인해 체중이 감소할 경우에 대처해야 할 간호는?

① 거부감이 없도록 차가운 음식을 먹도록 한다.
② 환자의 기호에 맞는 음식을 제공한다.
③ 양념이 강한 자극적인 음식으로 입맛을 돋우도록 한다.
④ 저단백, 저열량 식이를 소량씩 자주 제공한다.
⑤ 구토 예방을 위해 식사 직후에 진토제를 투여한다.

정답

04 ②

폐암 환자에게는 고열량, 고단백 식이를 환자의 기호에 맞게 조리하여 소량씩 자주 섭취하도록 한다. 뜨겁거나 차가운 음식보다는 미지근한 음식을 제공하며 자극적인 음식은 오심 및 구토를 일으키므로 제한한다. 진토제는 식사하기 30분~1시간 전에 투여한다.

폐부종 간호관리

1. 병태생리로 보는 폐부종

폐부종(폐수종, 폐울혈)이란 폐모세혈관에서 수분이 혈관 밖으로 누출되어 비정상적으로 저류하는 상태를 말하며, 저산소혈증을 초래한다. 원인은 다양하지만 임상적으로는 왼심장계의 순환기질환에 의해 유발된 왼심실기능상실이 대부분이다.

병 인	• 심원성 : 심근경색 등 좌심부전→좌심실이 전신에 혈액을 보내는 힘이 약해짐 → 폐에 혈류 정체 → 정수압 상승 → 폐부종 • 비심원성 : 신증후군, 간경변, 외상·쇼크 등에 의해 발생
병 태	• 폐에 수분이 흘러넘치는 현상은 혈관과 간질 사이 수분의 출입 균형이 무너지기 때문에 발생한다. • 모세혈관 내압이 상승된 상태로 폐혈관이 울혈되어 확장 → 폐울혈 • 폐울혈이 심해지면 혈액의 장액성 성분이 혈관으로부터 폐 간질로 누출 → 간질부종 • 폐포내압보다 혈관내압 쪽이 더 상승하면 혈장성분이 폐포 안으로 누출 → 폐부종
증 상	**자각증상** • 호흡곤란 • 분홍색 포말상 객담 • 기침 **타각증상** • 청색증 • 기좌호흡 • 습성 수포음(moist rales), 심장확대 • 경정맥 확장 • 기관지 경련 • 저산소혈증 • 말초부종

진단 및 검사	• 흉부 X-선 사진 : 혈관 확장, 간질 부종 등의 소견을 볼 수 있음 • 객담검사 • 심전도검사 • 호흡기능검사
치료	• 반좌위 유지 • 산소투여 • 모르핀 • 이뇨제(정맥주사) • 질산제 • 강심제(디기탈리스, 도파민) • ACE 억제제

2. 폐부종의 간호중재

간호사정	간호진단	간호목표
• 불안감은 폐부종환자의 두드러진 특징 • 호흡곤란은 신속하게 조절해 주어야 한다. • 최초의 체중과 폐 사정 결과가 필수적인데, 그 이유는 폐부종의 효과를 결정하는 데 도움을 주기 때문이다.	• 수분으로 인한 모세혈관막 폐쇄와 관련된 가스교환 장애 • 과도한 전부하와 관련된 체액과다	**가스교환이 증진된다.** • 가스교환이 증진되면 pH는 정상으로 회복, 불안과 호흡곤란이 감소, 악설음과 수포음 감소 **대상자는 체액균형을 회복한다.** • 수분 배설량이 수분섭취량보다 많아지고, 수포음이 감소하며, 체중감소가 있고, 말초부종이 감소되고 호흡을 정상적으로 하며 불안이 완화된다.

간호수행

가스교환 증진

- 대상자가 스스로 호흡할 수 없다면 기관내삽관 과 기계적 호흡 이 필요하다.
- 부종이 있어 다리를 위로 올리면 정맥귀환량이 늘어 좌심실에 부담을 주므로 다리를 아래로 하는 자세 를 취한다(좌위, 반좌위).
- 환자가 호흡곤란 을 겪을 때는 폐의 부담을 낮추고 호흡을 촉진시키기 위해 좌위 를 취해준다.
- 산소 공급(PaO_2>60mmHg 유지)

체액균형 회복

- 이뇨작용을 위해 Furosemide를 투여한다.
- 이뇨 상태를 확인하기 위해 유치도뇨관을 사용한다. 소변배설량, 체중, K^+수치(Furosemide의 부작용으로 K^+배설이 촉진된다)를 사정한다.
- 심근수축 강화 없이 관류가 유지되는지 측정하기 위해 혈압을 측정한다.
- 구강을 통한 수분섭취가 제한된 경우는 구강간호를 2시간마다 실시한다.

TIP

자가간호

- 자가간호 계획을 세울 때 폐부종으로 발전한 원인을 고려한다.
- 체중은 매일 측정하도록 하고 식이관리와 투약 일정에 대해 교육한다.
- 체액과다의 증상에 대해 교육하여 조기중재를 할 수 있도록 한다.

폐부종 포인트 리뷰

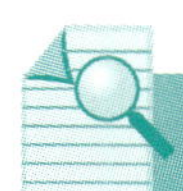

셀프 복습 문제

개요

01 폐부종에 대해 간략히 기술해보자.

– 폐부종이란 폐 모세혈관에서 ______이 혈관 밖으로 누출되어 비정상적으로 저류하는 상태를 말하며, __________을 초래한다.

증상

02 다음 중 폐부종의 증상으로 옳은 것을 모두 골라보자.

① 호흡곤란
② 분홍색 포말상 객담
③ 청색증
④ 습성 수포음
⑤ 심장확대
⑥ 목정맥 확장

정답

01 수분, 저산소혈증

02 ①, ②, ③, ④, ⑤, ⑥

치료 및 간호

03 폐부종의 치료와 간호에 대해 기술해보자.

① 대상자가 스스로 호흡할 수 없다면 ________과 ______ 호흡이 필요하다.

② 부종이 있어 다리를 위로 올리면 ________이 늘어 좌심실에 부담을 주므로 __________ 자세를 취한다.

③ 이뇨작용을 위해 ________를 투여한다.

④ 이뇨 상태를 확인하기 위해 ________을 사용한다.

⑤ 소변배설량, 체중, ______수치(Furosemide의 부작용으로 ______배설이 촉진된다)를 사정한다.

⑥ 심근수축 강화 없이 관류가 유지되는지 측정하기 위해 _____을 측정한다.

⑥ 구강을 통한 수분섭취가 제한된 경우는 ________를 2시간마다 실시한다.

정답

03 ① 기관내삽관, 기계적
② 정맥귀환량, 다리를 아래로 하는
③ Furosemide
④ 유치도뇨관
⑤ K^+, K^+
⑥ 혈압
⑥ 구강간호

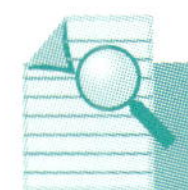

핵심 정리 문제

01 다음 중 폐부종의 증상으로 옳지 않은 것은?

① 객담을 동반한 기침
② 저산소혈증
③ 습성 수포음
④ 기좌호흡
⑤ 술통형 흉곽

02 폐부종 환자에게서 호흡곤란 증세가 나타났을 때 우선적으로 해야 할 간호중재는?

① 산소를 공급한다.
② 강심제를 투여한다.
③ 좌위를 취해준다.
④ 고리이뇨제를 정맥주사한다.
⑤ 모르핀을 투여한다.

정답

01 ⑤
술통형 흉곽은 폐기종의 특징적인 증상이다.
* 폐부종 증상 : 호흡곤란, 기좌호흡, 분홍색 포말상 객담, 습성 수포음, 경정맥 확장, 저산소혈증, 수면장애, 청색증, 호기 시 천명음, 기관지 경련, 심장확대, 울혈성 심부전 등

02 ③
폐부종의 증상으로 호흡곤란이 나타날 때 좌위를 취해주면 폐의 부담을 줄여 호흡을 촉진시키는 효과가 있다.

급성 호흡곤란 증후군(ARDS) 간호관리

1. 병태생리로 보는 급성 호흡곤란 증후군(ARDS)

중증 감염증이나 익수(물에 빠진 경우), 폐 좌상 등, 여러 가지 원인으로 폐조직이 심하게 파괴되면 산소화 능력이 떨어지는 급성 폐부종 병태가 발생한다. 그리고 파괴된 폐조직이 염증 과정에서 회복되면 섬유화와 폐조직의 불규칙한 재생으로 인해, 만성 호흡기능상실을 일으킨다. 이와 같이, 다양한 원인으로 인해 중증 호흡기능상실 상태에 빠지는 병태를 급성 호흡곤란 증후군(ARDS)이라고 한다.

병 인	**직접적 원인 (폐포상피 손상에 의해 발생)** • 감염성 폐렴 • 흡인성 폐렴 • 익수 • 폐좌상 • 폐지방색전증 **간접적 원인 (전신 상태에 의해 발생)** • 패혈증 • 중증인 가슴 이외의 외상 • 수액 과다 • 췌장염(이자염) • 쇼크 • DIC

병 태	• 여러 가지 원인에 의해 직접 또는 간접적인 폐 손상이 모세혈관 내피세포에 손상을 일으켜, 혈관 투과성이 항진되어 폐부종에 이른다. 사망률이 높다.

증 상	• 빈호흡, 호흡 곤란 • 급성 호흡부전 • 청색증 • 저산소혈증 • PaO_2 감소, $PaCO_2$ 증가 • 분홍색 포말 모양 가래 • 흉부 청진에서 수포음 • 마른 기침 • 저혈압, 빈맥

진 단 및 검 사	• 흉부 X-선 검사 : 양쪽 폐의 대칭적인 사이질(간질) 세포와 폐포의 광범위한 침윤이 나타난다. • 폐기능 검사 : $PaO_2/FiO_2<200mmHg$, 폐포모세혈관압<18mmHg

치 료	• 원인이 된 감염증에 대한 치료와, 호흡관리를 중심으로 한 대증요법을 실시한다. – 호흡관리 – 수액관리 – 부신피질스테로이드

2. 급성 호흡곤란 증후군(ARDS)의 간호중재

간호진단	간호목표
• **기도개방 유지 불능** : 인공기도, 체위 변경의 문제, 분비물 정체, 부동 – 비정상 호흡음, 기침반사 소실, 진하고 냄새나는 가래와 관련됨 • **비효율적 호흡양상** : 신경근육 기능부전, 통증, 불안, 의식저하, 호흡근육 피로, 기관지 경련과 관련됨 • **가스교환장애** : 폐포 저환기, 폐내 션트(shunt), 환기관류비율 불균형, 확산장애와 관련됨 • **영양부족** : 식욕부진, 숨이 참, 인공기도, 에너지 저하, 열량요구량 증가와 관련됨 • **손상 위험성** : 인공기도 이상, 기계작동 이상, 사고로 인공호흡기의 연결이 빠짐, 기관내 삽관이 빠짐, 인공호흡기 보조환기 부족 등 부적절한 인공호흡기 조절과 관련됨 • **심박출량 감소** : 정맥관류 저하, 저혈압, 박출량 저하 및 폐동맥 쐐기압 저하, 빈맥, 소변량 감소, 부정맥, 의식 저하와 관련됨	**기도개방유지불능에 대한 목표와 기대결과** • 정상 호흡음, 효과적인 기침 • 가래의 효율적인 배출 • 비정상적 호흡음 소실 **비효율적 호흡양상에 대한 목표와 기대결과** • 정상 횟수의 규칙적인 호흡, 정상적인 호흡의 깊이 • 활동 정도에 따른 부속근의 사용 • 가슴, 복부의 정상적인 움직임 **가스교환장애에 대한 목표와 기대결과** • 환자의 상태를 고려한 정상범위의 PaO_2와 $PaCO_2$ • 정상 호흡음 **영양부족에 대한 목표와 기대결과** • 체중 유지 • 정상범위의 혈청 알부민과 단백질 **손상위험성에 대한 목표와 기대결과** • 동맥혈가스분석검사 결과가 정상범위 • 인공기도 삽관 위치와 ballooing 압력을 정확하게 유지 • PaO_2 저하와 $PaCO_2$ 상승의 증상을 조기에 발견 • 인공호흡기 작동 불능과 관련된 문제를 조기에 발견하고 해결하며 예방 **심박출량감소에 대한 목표와 기대결과** • 정상범위의 혈압과 심박출량, 소변량

간호수행

기도개방유지불능에 대한 간호수행

- 환자의 기침과 가래배출을 향상시킨다.
- 가래배출을 용이하게 하기 위해 운동을 시행한다.
- 대상자의 침대머리를 상승시키고 흉곽 팽창을 최대화하고 기침을 증진하기 위한 체위를 취한다.
- 가래를 묽게 하기 위해 적절한 수액을 공급한다.
- 기도의 공기흐름 증가와 객담제거를 위해 처방된 기관지확장제나 거담제를 투여한다.
- 기도 점막 건조를 위해 습화된 산소를 투여한다.
- 통증을 완화시키고 흡기를 증가시키기 위해 가슴이나 복부의 수술부위를 지지한다.

비효율적 호흡양상에 대한 간호수행

- 지속적인 환기능력을 해결하기 위해 호흡수, 무호흡, 흡기의 깊이를 사정한다.
- 흉곽 팽창의 최대 효과와 효과적인 기침 유도를 위해 침대 머리를 45도 이상 올린다.
- 심한 환기장애나 무호흡 시 기도유지를 위해 인공기도, Ambu bag을 침상에 비치한다.
- 적절한 산소화와 환기유지를 위해 기관내 삽관 기구와 인공호흡기를 준비한다.
- 폐환기를 증가시키기 위해 입술오므리기(pursed-lip) 호흡과 횡격막 호흡을 격려한다.
- 불안 감소와 환자의 협조를 위해 안위간호를 제공한다.

가스교환장애에 대한 간호수행

- 저산소혈증과 과탄산혈증으로 인한 신체의 전신반응을 사정한다.
- PaO_2와 SaO_2를 올리기 위해 필요 시 산소를 공급한다.
- 적절한 산소화와 환기를 유지시키기 위해 기관 내 삽관이나 인공호흡기를 준비한다.
- 폐의 가스교환을 확인하기 위해 PaO_2 60 mmHg 이상, $PaCO_2$ 50mmHg 이하, SaO_2 90% 이상인지 동맥혈 가스분석을 통해 모니터한다.
- 저산소혈증으로 인한 부정맥을 사정하기 위해 심첨맥박, 요골동맥(노동맥) 맥박수, 리듬의 규칙성, 빈맥 또는 서맥의 유무 등을 모니터한다.

영양부족에 대한 간호수행

- 영양 요구량에 대한 대처를 위해 비경구적 고열량·고단백 영양수액을 주입한다.
- 구강 섭취가 가능해지면 위에서 소화시킬 때 필요한 혈류량을 감소시키기 위해 소량씩 식사를 한다.
- 식사 중 산소포화도 저하와 호흡곤란을 예방하기 위해 처방된 산소를 투여한다.
- 과탄산혈증 환자에게 탄수화물 식이로 인한 CO_2생산 증가와 과탄산혈증을 악화시키는 증상 및 징후가 나타나는지 모니터한다.

손상위험성에 대한 간호수행

- 위험요인을 모니터한다(저산소혈증, 과탄산혈증, 빈맥, 빠른호흡, 혈압 상승, 안절부절함, 통증, 기면, 청색증, 인공호흡기가 환자의 호흡과 맞지 않은 경우, 기계의 작동 이상 등)
- 호흡성 산증 예방을 위해 $PaCO_2$를 감소시킨다.
- 적절한 치료를 위해 분비물 정체, 저산소혈증, 통증, 공포, 불안과 같은 과환기의 원인을 사정한다.
- 기도나 구강 내에 축적된 액체가 흡인되지 않도록 1~2시간마다 배출시킨다.
- 환자가 기관내 삽관을 제거하지 않도록 필요 시 억제대를 적용한다.
- 인공호흡기를 적절히 조절한다.
- 응급사항 발생 시 사용할 기구를 침상 옆에 준비한다.
- 환자의 호흡주기와 인공호흡기의 호흡주기가 맞지 않는 경우 3~6회 정도 bagging을 하고 호흡기와 동시에 숨을 쉬도록 하며 불안을 감소시키기 위해 진정제를 투여한다.
- 인공호흡기 작동이상을 알 수 있는 경보 장치를 작동시킨다.
- 인공기도 삽관 위치와 ballooning 압력을 유지한다.
- 기관내 삽관을 치아로 물어서 폐색되지 않도록 개구기(airway)를 삽입한다.

심박출량감소에 대한 간호수행

- 활력징후와 의식상태를 모니터한다.
- 혈역학적 모니터링을 수행한다.
- 우심방으로의 정맥관류량, 이완기말 좌심실 압력, 혈압 저하를 확인하여 심박출량 변화를 평가한다.

간호수행 PLUS +

불안

- 환자의 불안감소와 이완을 위해 조용하고 확신 있는 태도로 간호한다.
- 의사결정을 위해 필요한 정보를 정직하고 간단하게 말해준다.

기계적 인공호흡기로 인한 기도개방 유지불능

- 2시간마다 체위변경, 체위배액, 가슴물리요법을 시행한다.
- 폐포 저환기를 예방하고 가래제거를 위해 심호흡과 기침을 하도록 한다.
- 1~2시간마다 기도의 분비물을 제거한다.
- 치료와 간호의 효과를 평가하기 위해 호흡음과 다른 호흡기능을 알려주는 지표를 평가한다.(PaO_2, SpO_2, 일호흡량, 호흡수 등)

기계적 인공호흡기 환자의 운동장애

- 수동적, 능동적 관절가동범위 내에서 운동을 실시한다.
- 부종과 합병증을 예방하기 위해 점진적으로 움직일 수 있게 한다.
- 경축과 신경근육계 합병증 예방을 위해 적절한 체위를 취한다.
- 발 지지대(footboard)를 사용하고 자주 발목굴곡 운동을 실시한다.

급성 호흡곤란 증후군(ARDS) 포인트 리뷰

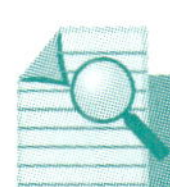

셀프 복습 문제

개요

01 급성 호흡곤란 증후군(ARDS)에 대해 간략히 기술해보자.

① ______이나 ______ 후에 초래되는 심각한 호흡기계 합병증으로 평소에 건강한 사람에게서 발생한다.

② 모세혈관의 손상으로 모세혈관벽의 투과성이 증가하여 다량의 ________이 폐 사이질과 폐포로 이동하여 _________을 초래한다.

③ 손상 후 ______시간 내 급속히 진전된다.

증상

02 급성 호흡곤란 증후군의 증상으로 옳은 것을 모두 골라보자.

① 호흡곤란 ② 느린호흡 ③ 마른 기침
④ 의식변화 ⑤ 발열 ⑥ 저혈압, 빈맥
⑦ 저산소혈증 ⑧ PaO_2 증가 ⑨ $PaCO_2$ 증가

진단

03 급성 호흡곤란 증후군의 진단 소견에 대해 기술해보자.

– X–선 검사상 양쪽 폐의 _________ 사이질(간질)세포와 폐포의 광범위한 ______이 나타난다.

정답

01 ① 외상, 쇼크
② 수분, 폐부종
③ 48

02 ①, ③, ④, ⑤, ⑥, ⑦, ⑨
* ② 빠른호흡이 나타난다.
* ⑧ PaO_2는 감소한다.

03 대칭적인, 침윤

간호

04 급성 호흡곤란증후군(ARDS)의 간호에 대해 기술해보자.

① 적절한 치료를 위해 분비물 정체, 저산소혈증, 통증, 공포, 불안과 같은 ________의 원인을 사정한다.

② 폐포저환기를 예방하고 가래제거를 위해 _______과 _____을 하도록 한다.

③ PaO_2와 SaO_2를 올리기 위해 필요 시 _______를 공급한다.

④ 영양요구량에 대한 대처를 위해 비경구적 고열량·고단백 __________을 주입한다.

⑤ 호흡하기 편하도록 _______를 취하게 한다.

⑥ 폐환기를 증가시키기 위해 ______________과 __________을 격려한다.

정답

04 ① 과환기
② 심호흡, 기침
③ 산소
④ 영양수액
⑤ 좌위
⑥ 입술오므리기(pursed-lip) 호흡, 횡격막 호흡

핵심 정리 문제

01 급성 호흡곤란증후군 환자에 대한 치료 및 간호로 옳지 않은 것은?

① 환자의 활동을 제한하고 진정제를 사용한다.
② 기관 내 삽관으로 인공호흡기를 적용한다.
③ 폐 기관지 감염이 자주 발생하므로 항생제를 투여한다.
④ 환자는 죽음에 대한 공포가 있으므로 믿음직한 태도를 보여 불안을 완화시킨다.
⑤ 기관지 경련이 있으면 기관지 확장제를 투여한다.

02 급성 호흡부전 시 나타나는 증상이 아닌 것은?

① 빈맥
② 청색증
③ 저혈압
④ 심부정맥
⑤ 고탄산증

03 급성 호흡기장애증후군 환자 간호에 대해 올바른 것은?

① 분비물 배출을 돕기 위해 수분 섭취를 제한한다.
② 수분섭취 시에는 빨대를 사용하도록 한다.
③ 계속적인 인공호흡과 산소를 공급한다.
④ 불안 완화를 위해 진정제를 투여한다.
⑤ 체온은 구강으로 측정하도록 한다.

정답

01 ①
진정제는 호흡 중추를 억압하므로 금기시된다.

02 ⑤
급성 호흡장애증후군에서는 저산소혈증 및 저탄산증이 나타난다.

03 ③
* ARDS 환자의 간호 : 분비물을 묽게 하기 위해 충분한 수분섭취를 하도록 한다. 환자는 입을 오므린 호흡(pursed lips breathing)을 해야 하므로 체온은 액와로 측정한다. 진정제는 호흡 중추를 억압하므로 금지한다.

폐색전증(폐혈전색전증) 간호관리

1. 병태생리로 보는 폐색전증(폐혈전색전증)

폐에는 공기가 지나가는 길인 폐포와 그곳으로부터 혈액 속으로 가스를 교환하기 위한 미세혈관이 그물코처럼 퍼져 있다. 이와 같은 혈관의 그물코 구조는 매우 미세하기 때문에, 혈관의 상류로부터 이물질(색전)이 흘러들어오면 막혀버려 국소에 허혈을 일으키는데 이것을 폐색전증이라고 한다.

병 인	• 심부정맥 혈전의 유리로 인한 폐동맥의 폐쇄 **＊폐색전증의 위험인자** - 심부 정맥혈전증(폐색전증의 주요인) - 수술, 골절, 장기간의 부동 - 감염된 정맥관 삽입, 골반농양 - 비만, 임신, 에스트로겐 치료(경구피임약) - 울혈성 심부전, 심근경색증, 뇌졸중

병 태	• 폐동맥 폐쇄 • 폐동맥압 상승 • 우심부전 • 폐혈류량 감소 • 심박출량저하 • 저산소혈증 • 조직순환장애

증 상	자각증상	타각증상	정신증상
	• 호흡곤란, 기침 • 흉통 • 실신 • 혈담 • 발한 • 현기증	• 청색증, 저산소혈증 • 빈호흡, 빈맥 • 우심부전, 폐동맥압 상승 • 혈압저하 • 부정맥 • 쇼크	• 불안

진단 및 검사	
	화상진단 • 폐동맥 조영 • 폐환기·혈류 신티그래피 • CT 검사 • MRI 검사 **혈액검사** • D-dimer 측정 • 혈액가스분석

치료	
	• 혈전흡인(카테터법) • 혈전 제거술(수술요법) • 혈전용해요법 • 하대정맥 필터 유치 • 약물요법 : 항응고제 투여(헤파린, 와파린), 혈전용해제 투여(유로키나제, 스트렙토키나제, tPA 등) *** 유로키나제는 이미 생긴 색전을 녹인다.** • 수액요법 • 산소요법

2. 폐색전증(폐혈전색전증)의 간호중재

간호문제	간호진단	간호목표
• 폐포의 가스교환 장애	**가스 교환 장애** • 관련인자: 폐혈류 장애	• 폐포에 적절한 가스 교환을 할 수 있다. • 혈액의 가스 분석치가 개선되어 기준치에 가깝게 된다. • 호흡곤란이 개선된다.
• 조직 순환 장애	• 신체 손상 위험성	• 신체의 손상을 일으키지 않는다. • 순환 동태가 안정된다. • 신체 손상의 위험을 예방하는 행동을 취할 수 있다.
• 항응고 요법의 부작용에 대한 지식 부족	• 비효율적 자기 관리	• 치료와 합병증 예방 관리가 가능하다. • 항응고요법의 부작용에 대해 이해할 수 있다. • 일상생활에서의 주의점에 대해 언급할 수 있다.
• 치료 과정에서의 감염 위험	• 감염 위험성	• 감염을 일으키지 않는다. • 수술 부위와 카테터 삽입부를 청결하게 유지할 수 있다.

간호수행

호흡곤란 개선

- 의사의 지시에 따라 산소 투여를 실시한다.
- 안락한 체위를 취하도록 도움을 준다(반좌위).
- 심호흡을 하도록 하고 기침을 격려한다.
- 필요 시에는 기관 내 흡인을 실시한다.
- 호흡 상태에 따라 인공호흡기의 작동을 적절히 관리한다.
- 환자에게 가스 교환 장애를 초래하는 원인과 그 결과 생기는 증상을 설명한다.

조직 순환 안정 관리

- 각종 모니터나 혈액 데이터를 지표로, 수액 및 약물 투여를 적절히 관리한다.
- 각종 모니터 관리를 엄격하게 실시하고, 침대 주변 환경을 정비한다.
- 장기 병상 후 처음 보행 시에는 반드시 동반하여 증상의 출현 여부를 확인한다.
- 자각 증상이 있는 경우에는 안정하고 신속하게 간호사에게 알리도록 지도한다.

항응고요법에 대한 이해로 합병증 예방

- 출혈 시에는 출혈 부위에 따라 지혈 방법을 선택하여 실시한다.
- 항응고제의 복용을 확인하고 부작용에 대해 설명한다. 정맥 주사로 투여하는 경우에는 주사액이 떨어지는 상황을 관리한다.
- 강압제 등의 복용을 확인한다.
- 외상이나 타박상 등 출혈의 유인이 되는 일은 피하도록 지도한다.
- 심부 정맥 혈전증의 위험 인자에 대해 설명한다.
- 재발 방지의 방법을 지도한다.

감염 위험 제거

- 처리는 무균 조작으로 실시한다.
- 처리 전후에는 손씻기를 철저히 한다.
- 수술부위와 카테터 삽입부의 드레싱의 교환을 정기적으로 실시한다. 또한 오염이 심한 경우에는 즉시 소독하고 드레싱을 교체한다.
- 불필요하게 된 카테터는 신속하게 제거한다.
- 카테터의 연결부나 삽입부의 고정을 적절하게 실시한다.
- 감염이 의심되는 경우에는 세균 배양을 위한 검체를 채취한다.
- 의사의 지시에 따라 항균제를 투여한다.
- 수술부위와 카테터 삽입부를 만지지 않도록 지도한다.

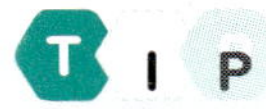

혈전의 원인

후천성	
혈류의 울혈	오랫동안 누워 지내는 경우, 오랫동안 앉아 있는 경우(이코노미 클래스 증후군), 정맥류, 비만, 임신, 울혈심장기능상실
혈액상태의 변화	신증후군, 임신, 혈소판증가증, 적혈구증가증, 악성 종양의 이환, 비장 적출 후, 경구피임약 복용 시, 여성호르몬 사용 시, 항인지질항체 증후군
혈관벽의 변화	정맥염, 혈관염(대동맥염 증후군, 결합조직질환), 골반내 수술, 외상, 당뇨병, 항암제 복용 시, 혈관 조영
병원성	심장카테터 검사, 중심정맥영양, 심장박동조율기(pacemaker), 혈액투석용 단락(shunt) 등
선천성	
혈액상태의 변화	혈액응고 저지인자의 저하(안티트롬빈 III〈AT III〉 결핍증, protein C〈PC〉 결핍증, protein S〈PS〉 결핍증 등)

폐색전증 포인트 리뷰

셀프 복습 문제

개요

01 폐색전증에 대해 간략히 기술해보자.

– 폐에는 공기가 지나가는 길인 ________와 그곳으로부터 혈액 속으로 가스를 교환하기 위한 ________이 그물코처럼 펴져 있다. 이와 같은 혈관의 그물코 구조는 매우 미세하기 때문에, 혈관의 상류로부터 이물질(색전)이 흘러들어오면 막혀버려 국소에 ______을 일으키는데 이것을 폐색전증이라고 한다.

증상

02 폐색전증의 증상을 나열해보자.

____

치료 및 간호

03 폐색전증의 치료와 간호에 대해 기술해보자.

① 치료: ______ 절제술, ________ 필터 유치

② 약물요법: ______ 투여(헤파린, 와파린), ________ 투여(우로키나아제, 스트렙토키나아제, tPA 등)

*________는 혈전용해제로, 이미 생긴 색전을 녹인다.

③ 호흡곤란 개선을 위해 ________, ______을 유도한다.

④ 호흡을 편안하게 할 수 있도록 체위는 _____를 취하게 한다.

정답

01 폐포(허파꽈리), 미세혈관, 허혈

02 빈호흡, 호흡곤란, 흉통, 기침, 청색증, 폐동맥압 상승, 저혈압, 저산소혈증, 우심부전 등

03 ① 폐색전, 하대정맥
② 항응고제, 혈전용해제, 우로키나아제
③ 심호흡, 기침
④ 반좌위

핵심 정리 문제

01 폐색전증의 증상에 대해 옳지 않은 것은?

① 호흡곤란
② 청색증
③ 저산소증
④ 고혈압
⑤ 늑막마찰음

02 폐색전증에 대한 설명으로 옳지 않은 것은?

① 폐동맥 내에 발생하는 혈괴로 인해 유발된다.
② 동맥혈 가스분압 결과에서 호흡성 알칼리증이 나타난다.
③ 저산소혈증으로 인한 저혈압, 빈맥 등이 나타난다.
④ 폐경색, 우심부전 등의 합병증이 발생한다.
⑤ 헤파린 요법은 이미 생긴 혈전을 녹이는 효과가 있다.

03 폐색전 환자에 대한 간호중재로 옳지 않은 것은?

① 처방된 항응고제를 투여한다.
② 오랫동안 서 있거나 앉아 있지 않도록 한다.
③ 반좌위를 취해준다.
④ 취침 시 탄력스타킹을 착용하도록 한다.
⑤ 정맥 정체 예방을 위해 능동적 및 수동적 다리 운동을 권장한다.

정답

01 ④
저혈압이 나타난다.

02 ⑤
헤파린은 색전의 형성을 예방하지만 이미 생긴 색전을 녹이는 효과는 없다.

03 ④
취침 시에는 탄력스타킹을 착용하지 않고, 일어나기 전에 착용하도록 한다.

원발성 폐고혈압증 간호관리

1. 병태생리로 보는 원발성 폐고혈압증

폐혈관은 높은 확장능을 가진 혈관이다. 만일의 경우 혈관벽을 확장시켜 혈관저항을 감소시키는 예비 능력이 매우 높기 때문에, 운동 등에 의해서 폐혈류가 증가해도 폐동맥압은 별로 상승하지 않고 안정되어, 우심계에 부하가 걸리지 않게 한다. 이 폐혈관 저항이 여러 가지 기전으로 상승해 나타나는 질환을 폐고혈압증이라고 한다. 원발성 폐고혈압증은 특별한 원인이 없음에도 불구하고 폐동맥압과 폐혈관저항이 상승하는 질환이다.

병 인	• 분명한 원인질환은 없다. • 단백유전자의 이상이 세포의 세포자멸사나 증식에 영향을 주어 비정상적인 폐혈관내피의 증식에 관여하거나 또는 혈관내피세포의 이온채널 이상이 폐혈관의 긴장을 높인다는 등의 다양한 원인이 추정되고 있다.

병 태	• 여성에게 많이 발생 • 젊은 연령층에 많이 발생

증 상	• 운동 시 호흡곤란 • 운동 시 가슴통증 • 피로, 실신 • 부종 • 우심부전(중증일 경우) – 간비대 – 종아리 부종 – 경정맥 확장

진단 및 검사	• 흉부X-선 사진 : 우심실 비대 및 폐동맥 확장 관찰 • 심장초음파 • 심전도 검사 : 우심비대 관찰 • 양쪽 심장카테터 : 폐동맥압 상승(좌심실 기능은 변하지 않기 때문에 PCWP는 정상임)

치료	• 대증요법 – 산소요법 – 항응고요법 • 혈관확장제 – 흡입 질산제 – 에포프로스테놀, 아데노신 – 칼슘길항제 – 프로스타시클린 • 폐이식, 심폐이식

2. 원발성 폐고혈압증의 간호중재

간호문제	간호사정
• 호흡곤란 • 피로 호소 • 흉통	• 몇몇 대상자는 협심증과 같은 흉통을 경험한다. • 우심으로 도관을 삽관하여 폐의 압력이 증가됨을 확인한다. • 폐동맥고혈압을 의심할 수 있는 다른 검사 결과는 다음과 같다. :비정상적인 환기-관류 스캔, 감소된 폐확산 용적과 기능적 폐용적을 보여주는 폐기능 검사(PFT), 나선 CT에서의 이상소견 등

간호수행

내과적 중재

- Wafarin(Coumadin) : INR(International Normalize Ratio) 1.5~2.0을 유지하기 위해 매일 INR을 검사한다.
- 칼슘채널차단제(Calcium channel bloker) ex : Nifedipine(Procardia), Dilantiazem(Cardizem) : 혈관을 확장시키기 위해 사용한다(주의 : 이러한 약제들은 혈관 확장과 저혈압을 초래한다).
- Prostacyclin agents : 가장 좋은 폐혈관 확장제이다.
- prostacyclin agent ex : epoprostenol(Flolan) : 정맥주입기를 통해 지속적으로 주입하면 폐 압력을 줄이고 폐의 혈류흐름을 증가시킨다.
- synthetic prostacyclin ex : treprostinil(Remodulin) : 마이크로주입펌프를 통해서 피하로 주입하는 대체요법이 효과적이다.
- Digoxin(Lanoxin), 이뇨제 : 심장이 비후되고 심장 박출량이 저하된 경우 시작한다.
- 산소요법 : 호흡곤란이 지속적이거나 편안하지 않을 때 사용한다.
- 원발성 폐동맥고혈압의 근본적인 치료는 **폐이식**이다. 그 외의 치료는 단지 기능을 향상시키고 증상을 줄여줄 뿐이다.
- 이식된 폐에서 폐혈관수축 현상이 다시 발병되는지 관찰한다.
- 폐인성 심장질환이 존재할 경우는 심장-폐의 병행이식수술이 필요하다.

원발성 폐고혈압증 포인트 리뷰

셀프 복습 문제

개요

01 원발성 폐고혈압증에 대해 간략히 기술해보자.

– 원발성 폐고혈압증은 특별한 원인이 없음에도 불구하고 ________과 __________이 상승하는 질환이다.

증상

02 다음 중 원발성 폐고혈압증의 증상으로 옳은 것을 모두 골라보자.

① 운동 시 호흡곤란 및 가슴통증
② 실신
③ 부종
④ 간비대
⑤ 종아리 부종
⑥ 목정맥 확장

간호

03 원발성 폐고혈압증의 간호에 대해 기술해보자.

① 혈관을 확장시키기 위해 ____________를 사용한다(주의 : 이러한 약제들은 혈관 확장과 저혈압을 초래한다).
② 폐혈관 확장제인 ___________을 정맥주입기를 통해 지속적으로 주입하면 폐 압력을 줄이고 폐의 혈류흐름을 증가시킨다.
③ 심장이 비후되고 심장 박출량이 저하된 경우 __________, 를 투여한다.
④ 호흡곤란이 지속될 때 __________을 사용한다.
⑤ 원발성 폐동맥고혈압의 수술적인 치료는 __________이다.
⑥ 이식된 폐에서 _________ 현상이 다시 발병되는지 관찰한다.

정답

01 폐동맥압, 폐혈관저항

02 ①, ②, ③, ④, ⑤, ⑥
* 보기 ④, ⑤, ⑥은 우심부전 증상으로, 원발성 폐고혈압증이 중증일 경우 우심부전이 나타난다.

03 ① 칼슘채널차단제
② 프로스타시클린
③ 디곡신(Digoxin), 이뇨제
④ 산소요법
⑤ 폐이식
⑥ 폐혈관수축

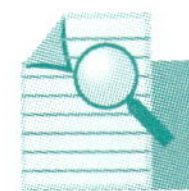

핵심 정리 문제

01 원발성 폐고혈압증에 대한 설명으로 옳지 않은 것은?

① 확실한 원인질환은 밝혀지지 않았다.
② 남성보다 여성에게서 많이 발생한다.
③ 연령이 증가할수록 발병확률이 높아진다.
④ 운동 시 호흡곤란이나 흉통 등의 증상이 나타난다.
⑤ 심전도 검사에서 우심비대가 관찰된다.

정답

01 ③
원발성 폐고혈압증은 역학적으로 볼 때 발생빈도는 드물며, 연령적으로 젊은 여성에게서 많이 나타난다.

02 원발성 폐고혈압증의 치료 방법으로 옳지 않은 것은?

① 폐 이식이 근본적인 치료 방법이다.
② 혈관확장제인 프로스타시클린을 투여한다.
③ 혈관 확장을 위해 칼슘채널차단제를 투여한다.
④ 호흡곤란이 계속되면 산소요법을 시행한다.
⑤ 디곡신, 이뇨제는 금기시된다.

02 ⑤
심장이 비후되고 심장박출량이 저하된 경우 디곡신, 이뇨제를 투여한다.

기흉(공기가슴증) 간호관리

1. 병태생리로 보는 기흉

기흉이란 벽측흉막 또는 장측흉막이 파괴되어 흉막공간(벽측흉막과 장측흉막 사이)에 공기가 누출되어 정체된 상태로, 흉막내압이 상승하고 폐가 허탈된다.

병 인	• 벽측흉막 또는 장측흉막이 파괴되어 흉막에서 공기 정체 발생 – 폐쇄성 기흉 : 선천적인 허약, 만성 폐질환 등 – 개방성 기흉 : 자상, 흉곽천자 합병증 등
병 태	• 기흉이 되어 흉강 내압이 대기압과 동일해지면, 폐는 자신의 탄성수축력에 의해 줄어든다. → 흉강의 공기 저류와 폐의 허탈 : 기흉 **개방성 기흉** • 외상성 상처로 인해 흉벽에 구멍이 생겨 환자가 숨을 쉴 때마다 공기가 흉강 내를 들락날락하는 상태이다. 자상, 총상, 흉곽천자 등으로 발생한다. **폐쇄성 기흉** • 외상없이 골절된 늑골이 흉막을 찔러 흉곽이 갑자기 압축될 때 발생한다. **긴장성 기흉** • 기흉 중에서도 매우 위험한 병태를 나타낸다. 개방성·폐쇄성 기흉의 합병증으로 발생하며 흡기 시 흉막강에 유입된 공기가 호기 시 배출되지 못하여 흉강 내 압력이 점점 증가하는 상태이다. 심각한 폐 손상과 순환부전을 유발하므로 신속한 응급치료가 이루어져야 한다.

증 상	**자각증상** • 극심한 흉통, 흉부 압박감 • 호흡곤란 • 심계항진 • 불안감 • 기침 **타각증상** • 흉곽 확대, 비대칭 흉곽 • 청색증, 빈맥, 저혈압 • 흉부 청진 시 호흡음 소실 및 감소 • 폐쇄성 기흉의 경우, 손상 부위에서 폐허탈로 인한 과공명음이 들린다. **긴장성 기흉 : 긴장성 기흉에서는 흉강 내압이 양압이 됨으로써 특징적인 소견이 추가적으로 나타난다.** • 경정맥 확장 • 심박출량의 저하 • 빈맥, 혈압저하, 청색증 • 타진에서 심장탁음계의 정상쪽 이동

진 단 및 검 사	**진단** • 자각증상의 확인 • 폐확장상태의 확인	**검사** • X-선 검사 • CT검사 • 동맥혈 가스 분석 • 폐기능 검사

치 료	• 긴장성 기흉이 의심되면 검사 전 흉강천자를 실시하여 공기를 제거한다. • **폐 허탈율이 중증도인 경우** : 흉강천자를 실시하여 공기를 제거한 뒤 안정시키고 경과 관찰 • **폐 허탈율이 중증도 이상인 경우 :** 흉강 배액관(drain)을 삽입하여 지속적으로 흡인 • **혈액기흉 등의 합병증 :** 부분 폐 절제 또는 흉막 유착술

2. 기흉의 간호중재

간호문제	간호진단	간호목표
•폐허탈에 의한 가스 교환장애 초래	•작업 시의 호흡곤란 •혈액가스	•가스교환장애가 개선되고 폐의 재확장을 도모함이 가능해진다. •안정 유지가 가능해진다. •호흡곤란이 없어지고 산소 공급이 가능해진다.
•흉강 드레인 삽입에 의한 통증	•통증의 호소	•통증이 완화될 수 있도록 안정 유지가 가능해진다. •호흡 시 또는 운동 시에 통증이 없다.
•통증에 의한 수면장애	•수면 패턴의 변화 •불면증	•약물에 의존하지 않고 편안히 잠이 든다.

간호수행

1. 호흡곤란 완화

- 통증의 강도와 부위를 사정하고 기침과 심호흡을 유도한다.
  : 기흉 환자들은 통증으로 인해 얕은 호흡을 하기 쉽다. 그러나 이러한 호흡은 동맥혈 산소분압을 더욱 감소시키고 호흡부전과 호흡성 산증을 악화시키므로 심호흡과 기침을 하도록 격려해야 한다.
- 안락하게 호흡할 있도록 돕고 호흡법을 교육하고, 심신의 안정으로 산소 소비량이 감소되도록 돕는다.
- 반좌위를 취하게 한다.
- 산소를 공급하고 심한 운동은 피하도록 한다.
- 신체적인 부담이 되지 않도록 환경을 정리한다.

2. 통증완화

- 드레인의 고정을 확실히 하고, 운동 시 통증이 수반되지 않도록 배려하며, 통증이 격렬한 경우에는 필요에 따라 통증완화 조치를 취한다.
- 통증을 참지 말고 호소하도록 설명한다.

3. 수면장애 완화

- 환자가 편안하게 잠들 수 있는 환경을 만들어 주고, 통증이 심한 경우에는 통증완화를 실시한다.
- 복약시간과 양의 조절을 의사와 상담하고, 생활 방식을 규칙적으로 하도록 교육한다.

TIP

폐질환 시술별 체위

- 환측을 아래로 한 체위
  - 기흉 시 환측을 아래로 하여 반좌위를 취한다.
  - 전폐절제술 후 환측을 아래로 하여 반좌위를 취한다.
  - 늑막염 시, 간 생검 후
- 환측을 위로 한 체위
  - 흉곽천자 및 흉관삽입 후
  - 폐엽절제술 및 폐분절절제술 후

기흉 포인트 리뷰

셀프 복습 문제

개요

01 기흉에 대하여 간략히 기술해보자.

- 기흉(공기가슴증)이란 벽측 또는 장측 흉막이 파괴되어 흉막 공간(벽측흉막과 장측흉막 사이)에 ______가 누출되어 정체된 상태로, _________이 상승하고 폐가 허탈된다.

병태

02 기흉의 종류에 따른 병태에 대해 기술해보자.

① 개방성 기흉	________상처로 인해 흉벽에 구멍이 생겨 환자가 숨을 쉴 때마다 ______가 흉강 내를 들락날락하는 상태이다. 자상, 총상, 흉곽천자 등으로 발생한다.
② 폐쇄성 기흉	외상없이 골절된 늑골이 흉막을 찔러 흉곽이 갑자기 _____될 때 발생한다.
③ 긴장성 기흉	______기흉의 합병증으로 발생하며 흡기 시 흉막강에 유입된 공기가 호기 시 배출되지 못하여 흉강 내 압력이 점점 증가하는 상태이다. 심각한 _____과 ______을 유발하므로 신속한 응급치료가 이루어져야 한다.

증상

03 기흉의 증상으로 옳은 것을 모두 골라보자.

① 호흡곤란
② 극심한 흉통, 흉부 압박감
③ 비대칭 흉곽
④ 청색증
⑤ 흉부 청진 시 호흡음 증가
⑥ 폐쇄성 기흉의 경우, 손상 부위에서 폐허탈로 인한 과공명음이 들린다.

정답

01 공기, 흉막내압

02 ① 외상성, 공기
② 압축
③ 개방성·폐쇄성, 폐 손상, 순환부전

03 ①, ②, ③, ④, ⑥
⑤ 호흡음은 소실 및 감소한다.

치료 및 간호

04 기흉환자의 치료와 간호에 대해 기술해보자.

① 긴장성 기흉이 의심되면 검사 전에 ________로 공기제거를 한다.

② 중증도 이상인 경우에는 __________을 삽입하여 지속적으로 흡인한다.

③ 통증의 강도와 부위를 사정하고 _______과 ________을 유도한다.

④ 안락한 호흡이 되도록 돕고 ________을 지도한다.

⑤ 호흡곤란 완화를 위해 ________를 취하게 한다.

⑥ 통증이 격렬한 경우에는 필요에 따라 ______ 조치를 취한다.

정답

04 ① 흉강천자

② 흉강 배액관

③ 기침, 심호흡

* 기흉 환자들은 통증으로 인해 얕은 호흡을 하기 쉽다. 그러나 이러한 호흡은 동맥혈 산소분압을 더욱 감소시키고 호흡부전과 호흡성 산증을 악화시키므로 심호흡과 기침을 하도록 격려해야 한다.

④ 호흡 방법

⑤ 반좌위

⑥ 통증완화

핵심 정리 문제

01 기흉 환자의 종격동 편위 여부를 확인하는 방법은?

① 폐 스캔
② 산소포화도
③ 폐기능 검사
④ X-선 검사
⑤ 늑막강 천자

02 개방성 기흉을 확인하기 위한 검사는?

① 흉곽천자
② CT 검사
③ X-선 검사
④ 폐기능 검사
⑤ 동맥혈 가스분석

03 긴장성 기흉의 증상으로 옳은 것은?

① 환측 흉부운동 증가
② 흉부내압 감소
③ 침범되지 않은 폐의 환기량 증가
④ 이환된 부위의 폐 허탈
⑤ 심박출량 증가

정답

01 ④

02 ③
기흉은 흉부 X-선 검사로 확진한다.
* 개방성 기흉은 자상, 총상, 흉곽천자 등으로 발생한다.

03 ④
① 환측 흉부운동은 없다.
② 흡기 시 흉막강에 들어온 공기가 나가지 못하여 흉부내압이 증가한다.
③ 침범되지 않은 폐를 압박하여 호흡곤란이 나타난다.
⑤ 종격동의 압축으로 심박출량이 감소한다.

04 기흉 환자의 증상으로 옳지 않은 것은?

① 흡기 시 날카로운 통증
② 타진 시 둔탁음
③ 호흡음 감소
④ 호흡 곤란
⑤ 저혈압, 발한

정답

04 ②
손상부위의 폐허탈로 타진 시 과공명음이 나타난다.

면역 · 알레르기

후천면역결핍 증후군(AIDS) 간호관리

1. 병태생리로 보는 후천면역결핍 증후군(AIDS)

기회 감염증을 일으키기 쉬운 상태의 하나로 유명한 것이 후천면역결핍증후군(AIDS)이다. AIDS는 사람면역결핍바이러스(human immunodeficiency virus ; HIV)의 감염에 의해 발병하지만 감염되어 있는 상태와 발병한 단계는 면역의 상태가 다르다. 발병 이전에 치료를 개시하면 AIDS의 발병 및 기회감염증의 출현빈도가 감소하는 경향이 있다.

병 인	• 성 접촉, 혈액 및 모체로부터의 HIV 바이러스 감염
병 태	• HIV는 $CD4^+$T cell에 감염하며 $CD4^+$T cell 에는 T cell (림프구), 대식세포가 있다. • HIV에 감염된 $CD4^+$T cell은 내부에서 바이러스 증식이 일어나 죽기 때문에 체내의 $CD4^+$T cell은 계속 감소된다.
증 상	**HIV 감염의 증상** • 발열 (감염 후 2~4주일) • 림프절 종창 • 발진(난치성이며 광범위하게 나타난다) • 인두염, 근육통, 관절염
진 단 및 검 사	• 혈액 중의 $CD4^+$T cell 검사(정상이면 $CD4^+$T cell 이 750~1,250/ul 존재. $CD4^+$T cell의 수가 200 이하가 되면 면역결핍으로 인해 여러 질환에 걸리게 된다.) • 검사소견 : 백혈구(특히 림프구) 감소, 혈소판 감소, 면역글로불린 증가 • HIV 항체의 screening 검사 • 항체 확인 검사 • HIV 항원 검사

치 료	•단백분해효소억제제 •항HIV 요법 •고효능 항레트로바이러스 치료요법(HAART)

2. 후천면역결핍 증후군(AIDS)의 간호중재

간호문제	간호진단	간호목표
•활동 중 호흡곤란 •활동 후 피로감	•활동 시 호흡곤란으로 인한 활동 지속성 장애	•활동 시 호흡 곤란을 최소화하여 일상생활을 스스로 할 수 있다. •활동 내성을 저하시키는 요인을 찾아낼 수 있다. •활동 시 호흡 곤란을 최소화하여 자기 관리를 할 수 있다.
•근력저하 •권태감 •저산소혈증	•현기증 등에 의한 낙상 위험성	•신체 회복 상태에 맞추어 일상 활동을 늘려나간다. •낙상에 의한 외상이 일어나지 않도록 입원 생활을 한다.
•치료의 부작용, 치료 및 합병증 예방을 위한 치료 계획에 대해 충분한 지식이 없다.	•감염 예방 및 치료에 대한 지식부족	•부작용 발견 시 조기에 보고하여, 계속적 치료가 가능하게 한다. •부작용과 치료계획에 대해 이해하고 치료에 임할 수 있도록 한다. •의료 관리자는 감염과 AIDS 합병증을 관리하고 최소화 한다.
•불안 및 약제 부작용으로 인한 수면장애	•불면증	•수면 저해 인자를 발견하고 해결할 수 있다.

간호수행

호흡곤란 해소

- 활동 내용과 시간을 조정한다.
- 자각 증상이 있을 때에는 즉시 활동을 중지하고 안정을 유지하도록 한다.
- 무리한 활동을 하지 않도록 한다.

안전한 일상 활동을 위한 대비

- 환자의 주변 환경을 안전하게 정비한다.
- 호흡상태에 따라 재활 교육을 권한다.
- 신체 상태나 환경의 변화가 있더라도 혼자서 행동하지 않도록 설명한다.
- 환자와의 관계에 신뢰를 쌓고 상호작용을 증진하여 사회적인 거부감과 고립감을 최소화 하도록 노력한다.

감염 예방 및 부작용·합병증 최소화

- 부작용 발견 시에는 즉시 대응한다.
- 증상 재발, ST 합제의 부작용, 부신피질호르몬제의 부작용 가능성에 대하여 충분히 설명한다.
- 환자가 면역 기능 수준, 기회감염에 대해 이해할 수 있도록 설명한다.
- 기회감염의 우려가 있으면 환자를 1인실에 격리하도록 한다.
- 증상이 있는 경우 즉시 의사에게 보고한다.
- 주사바늘, 면도기, 칫솔 등을 따로 사용하도록 한다.
- 찔리는 사고를 예방하기 위해 주사바늘은 사용 후 캡을 다시 씌우지 않는다.
- 건조한 피부는 로션으로 마사지하도록 한다.
- 장염이 있는 경우에는 구강섭취를 제한한다.
- 고단백, 고칼로리, 저지방, 저세균성 식이를 소량씩 자주 하도록 하고, 충분한 수분섭취를 권장한다.

수면장애 완화

- 호흡 상태에 따라 낮 동안에 적당한 활동을 하여 야간에 충분히 수면을 취할 수 있도록 한다.
- 잠이 드는 것을 방해하는 인자에 대해 이야기하고, 해결책을 생각한다.

후천면역결핍 증후군(AIDS) 포인트 리뷰

셀프 복습 문제

원인

01 후천면역결핍 증후군의 원인에 대해 간단히 기술해보자.

– 성접촉, 수혈, 산모감염 등의 경로로 원인균인 ______________의 전파로 발생한다.

증상

02 후천면역결핍 증후군의 증상으로 옳은 것을 모두 골라보자.

① 발열 (감염 후 2~4주일)
② 림프절 종창
③ 발진(난치성이며 광범위하게 나타난다)
④ 인두염
⑤ 근육통
⑥ 관절염

AIDS 환자 간호 시 감염 예방법

03 후천면역결핍 증후군의 감염을 예방하기 위한 방법에 대해 기술해보자.

① 주사바늘에 찔리는 사고를 예방하기 위해 ____________ 않는다.
② 성관계 시 반드시 ________을 사용하도록 한다.
③ _________, _________, ________등은 타인과 엄격히 구분하여 사용하도록 한다.
④ 건조한 피부는 ____________한다.

정답

01 사람면역결핍바이러스(HIV)

02 ①, ②, ③, ④, ⑤, ⑥

03 ① 주사 사용 후 캡을 씌우지
② 콘돔
③ 주사바늘, 면도기, 칫솔
④ 로션으로 마사지

간호

04 후천면역결핍 증후군의 간호

① __________, __________, __________, __________식이를 소량씩 자주 하도록 한다.

② 장염이 있는 경우에는 __________를 제한한다.

③ 호흡 상태에 따라 낮 동안에 적당한 활동을 하도록 하여 __________를 완화한다.

정답

04 ① 고단백, 고칼로리, 저지방, 저세균성
② 구강섭취
③ 수면장애

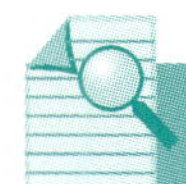

핵심 정리 문제

01 **후천면역결핍 증후군 환자인 배우자와의 성생활에서 주의해야 할 점으로 옳은 것은?**

① 각자 다른 방을 사용하도록 한다.
② 가벼운 입맞춤도 금하도록 한다.
③ 성생활 일체를 하지 않도록 한다.
④ 성관계시 반드시 콘돔을 착용하도록 한다.
⑤ 임신을 피해야 할 필요는 없다.

정답

01 ④
* AIDS의 원인인 HIV는 가벼운 접촉으로는 전염되지 않는다. 주사, 수혈, 성관계, 출산 시 수직감염 등으로 전염되므로 성관계 시에는 반드시 콘돔을 착용하고 자신이나 상대방이 HIV 양성인 여성의 경우에는 임신을 피한다.

02 **후천면역결핍 증후군의 전염 예방법으로 옳지 않은 것은?**

① 사용한 주사기는 감염방지를 위해 캡을 씌워서 버리도록 한다.
② 기회감염의 가능성이 있으면 환자를 1인실에 입원하도록 한다.
③ 환자가 산모일 경우 모유수유는 금지한다.
④ 피부가 상처가 있는 사람은 환자와 접촉하지 않도록 주의한다.
⑤ 식기를 함께 써도 전염되지 않으므로 일반 환자와 같은 식기를 사용한다.

02 ①
주사바늘에 찔려 감염되는 사고를 예방하기 위해 주사 사용 후 캡을 씌우지 않는다.

03 **후천면역결핍 증후군 환자의 간호중재로 옳지 않은 것은?**

① 고칼로리, 고단백, 저지방 식이를 소량씩 자주 제공한다.
② 식기는 반드시 소독하여 사용한다.
③ 피부가 건조하면 로션 등으로 마사지한다.
④ 장관염이 있는 경우에는 구강섭취를 제한하도록 한다.
⑤ 칫솔, 면도기 등은 반드시 다른 사람들과 따로 사용하도록 한다.

03 ②
HIV는 직접적인 성 접촉, 혈액 및 혈액제제, 모체로부터 전염된다. 식기를 함께 써도 전염되지 않으므로 일반 환자와 같은 식기를 사용하도록 한다.

알레르기비염 간호관리

1. 병태생리로 보는 알레르기비염

알레르기비염은 전 인구의 약 20%가 앓고 있는 국민병으로, 제 I 형 알레르기이다.
알레르기비염은 통년성과 계절성으로 분류할 수 있는데, 통년성은 3~7세에서 발병하며, **기관지 천식**을 동반하기 쉽다. 계절성은 아동기 이후에 발병하며, **알레르기성 결막염**을 동반하기 쉽다.

병 인	• 대기오염 • 생활습관의 변화 • 고칼로리의 음식

병 태	• 통년성 알레르기비염 : 3~7세에서 발병, 기관지천식을 동반하기 쉽다(집먼지진드기 알레르기). • 계절성 알레르기비염 : 아동기 이후 발병, 종종 알레르기성 결막염 동반(꽃가루 알레르기)

증 상	**3가지 주요 징후(제1형 알레르기)** • 발작성의 재채기 _ 히스타민이 코점막의 지각신경 말단을 자극한다. _ 미주신경을 원심로로 하여 재채기가 일어난다. • 맑은 콧물 _ 히스타민에 의한 자극이 혈관운동 분비중추로 전달된다. • 코막힘 _ 히스타민, 류코트리엔이 혈관에 작용 _ 모세혈관 확장, 모세혈관 투과성 항진, 호산구의 침윤 _ 혈장성분이 누출되어 코점막 부종을 일으킨다.

진단 및 검사	• 문진 : 1주일 이상에 걸쳐 나타나는 증상, 호발시기, 발병연령, 합병증, 가족력 등 • 비경검사 소견 : 코점막이 팽창되고 창백해진다. • 검사 – 혈청 속 항원특이적 IgE 양성(RAST) – 알레르기 피부시험 – 콧물 속 호산구 테스트 – 코점막 항원 유발시험
치료	• 마스크 착용, 집안먼지 청소 • 알레르겐 면역요법 • 약물요법 : **항히스타민제**, 국소스테로이드제, 항류코트리엔제, 항콜린제 • 수술요법 : 점막하비갑개절제술(submucous turbinectomy), 선택적 신경절단술

2. 알레르기비염의 간호중재

간호문제	간호진단	간호목표
• 가려움증(소양증), 홍반 및 심한 눈물을 유발하는 눈의 자극 • 입으로 숨 쉬고 비음이 섞인 소리가 들리고 맑거나 묽은 콧물이 나옴. • 코점막은 약간 붉은색을 띠며 부어있음. • 전두동/이마굴(frontal sinus)과 상악동/위턱굴(maxillary sinus) 주위로 압통이나 두통 호소. 콧물이 후방으로 넘어갈 경우 목이 건조해지고 가려우며 인두염이 발생.	• 손상 위험성	• 대상자의 구강호흡과 눈, 코의 증상이 완화된다. • 대상자가 구강 건조를 호소하지 않는다. • 대상자는 정상적인 호흡 양상이 증진된다.

간호수행

1. 수분섭취와 약물 투여

- 실내 습도는 50% 이상으로 한다.
- 구강호흡으로 인한 수분 소실과 점막의 건조를 방지하기 위해 수분 섭취량을 증가시킨다.
- 비강 흡입기의 적절한 사용법을 교육한다.
- 항히스타민제와 충혈 완화제, 기타 처방된 다른 약을 투여하고 약물의 적절한 투여 방법을 교육한다.
- 항히스타민제의 부작용을 설명한다(졸음, 어지러움, 오심, 구토, 변비, 광선과민증, 구강건조 등).

2. 알레르기 반응

- 증상의 예방 및 완화에 중점을 둔다.
- 새로운 약물, 음식, 조영제의 알레르기 반응에 대해 관찰하고 알레르기 검사를 시행한다.
- 알레르기 반응으로 확인된 알레르기원과 유발물질은 피하도록 하고, 환경적인 알레르기원의 조절방법에 대해 교육한다.
- 공기청정기를 설치하고 창문을 자주 열지 않도록 한다.
- 베개나 침구 등은 면으로 된 것을 사용한다.

알레르기비염 포인트 리뷰

셀프 복습 문제

개요

01 알레르기비염에 대해 간략히 기술해보자.

- 알레르기비염은 전 인구의 약 20%가 앓고 있는 국민병으로, 제I형 알레르기이다. 알레르기비염은 통년성과 계절성으로 분류할 수 있는데, 통년성은 3~7세에서 발병하며, __________을 동반하기 쉽다. 계절성은 아동기 이후에 발병하며, ____________을 동반하기 쉽다.

증상

02 알레르기비염의 주요 증상 3가지를 나열해보자.

① ______________
② ______________
③ ______________

간호

03 알레르기비염의 간호에 대해 기술해보자.

① 증상의 _____ 및 _____에 중점을 둔다.
② ____________를 제거한다.
③ 공기청정기를 설치하고 창문을 자주 열지 않도록 한다.
④ 베개나 침구 등은 _____으로 된 것을 사용한다.
⑤ 실내 습도는 ______ 이상으로 한다.
⑥ ___________를 투여한다.

정답

01 기관지 천식, 알레르기성 결막염

02 ① 발작성의 재채기
② 맑은 콧물
③ 코막힘

03 ① 예방, 완화
② 알레르기 위험인자
④ 면
⑤ 50%
⑥ 항히스타민제

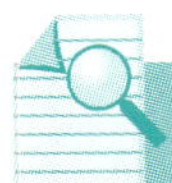

핵심 정리 문제

01 **알레르기비염 환자의 주의사항으로 옳지 않은 것은?**

① 마스크를 착용한다.
② 세탁이 가능한 면 재질의 커튼을 사용한다.
③ 먼지가 덜 붙도록 장식이 없고 단순한 모양의 가구를 사용한다.
④ 여름에는 창문을 닫아둔다.
⑤ 면역향상을 위해 알레르기원을 피하는 것보다 많이 접촉한다.

02 **알레르기비염에 대한 간호중재로 옳지 않은 것은?**

① 동물을 키우지 않도록 한다.
② 실내에 꽃가루가 날리는 화분이나 꽃을 두지 않도록 한다.
③ 초콜릿, 우유, 달걀 등의 알레르기원이 될 수 있는 음식을 피하도록 한다.
④ 항히스타민제는 금기이므로 투여하지 않는다.
⑤ 침구류는 플라스틱 커버로 감싸도록 한다.

03 **알레르기비염 증상이 나타난 환자에게 가장 먼저 취해야 할 간호중재는?**

① 수분을 공급한다.
② 항콜린제제를 투여한다.
③ 기관지 확장제를 투여한다.
④ 알레르기 위험인자를 제거한다.
⑤ 창문을 열어 환기를 시킨다.

정답

01 ⑤
가능하면 알레르기원을 회피하는 것이 가장 안전하다.

02 ④
항히스타민제는 알레르기비염의 약물요법으로 쓰인다. 부작용(졸음, 어지러움, 오심, 구토 등)이 있으므로 환자에게 미리 알려주도록 한다.

03 ④
상기도로 꽃가루, 먼지 등이 흡입되어 나타나는 즉시형 과민반응으로, 알레르기원의 접촉을 피하는 것이 가장 먼저 행해져야 한다.

아나필락시스 간호관리

1. 병태생리로 보는 아나필락시스

아나필락시스(anaphylaxis)라는 말은 ana(=반대) + phylaxis(=방어)로 이루어진 조어이다. 그 뜻은 생체의 면역계가 방어하려고 작용하는 것이 반대로 생체에 마이너스 방향으로 작용해 버린다는 뜻이다. 제 I 형 즉시형 과민반응으로 **항원-항체** 면역 반응이 원인이 발생하는 급격한 전신 반응이다.

병 인	• 비만세포, 호염기구 위의 IgE 항체에 반응하는 물질 – 항생물질 – 호르몬 – 면역치료에 이용하는 알레르겐(진드기, 진균, 꽃가루) – 벌독, 뱀독 – 음식물 알레르겐(계란, 땅콩, 메밀, 우유 등) – 라텍스 • 비스테로이드계 항염증제 • 비만세포나 호염기구에 직접 작용해서 화학매개체를 유리시키는 것 – 요오드계 조영제 – 국소마취제 등

병 태	• 순환기 증상 – 혈관투과성 항진 – 모세혈관 확장 – 빈맥 – 혈압 저하 • 호흡기 증상 – 혈관투과성 항진 – 기도수축 – 기도 내 분비물 저류

증 상	• 호흡곤란, 재채기, 충혈 • 천명(그렁거림) • 불편감, 허약, 절박감 • 혈관부종과 소양성 피부 발진 • 울혈, 콧물, 호흡곤란과 천명음 등(호흡곤란 증후군)

치 료	• 에피네프린(보스민®)을 피하주사 또는 근육주사한다. • 항히스타민제, 코르티코스테로이드 제제 투여 • 수액보충, 기도확보, 산소 투여 등 • 기관 내 삽관, 응급기관절개술 시행 • 필요 시 심폐소생술 시행 • 5분 간격으로 활력 징후 관찰

2. 아나필락시스의 간호중재

간호문제	간호진단	간호목표
•후두부종으로 인하여 호흡 시 협착음과 불안 증가 •호흡부전으로 인한 저산소혈증의 위험 •혈압저하/빈맥	•기관지 경련과 후두부종과 관련된 비효율적 호흡양상 •혈관확장과 관련된 심박출량 감소 •호흡부전과 생명위협 상황과 관련된 불안	•대상자의 호흡곤란이 완화된다. •호흡 시 힘들어하지 않으며, 호흡음이 깨끗해진다. •심박출량이 증가한다. •혈압과 중심정맥압이 정상범위이며, 적절한 urine output을 보이게 된다. •대상자의 불안이 감소한다. •대상자는 외부 자극에 대해 적절한 반응을 나타내며, 불안해하지 않는다.

간호수행

1. 비효율적 호흡양상에 대한 간호수행

- 에피네프린이나 다른 기관지 확장제를 주입한다. 주입 후에는 심박동수를 지속적으로 모니터링한다.
- 기도를 확보하고 유지한다.
  - 기관지 경련이 약물로도 완화되지 않을 때는 기관 내 삽관이나 응급기관절개술 등을 시행한다.
  - 호흡양상이 적절한지 확인하기 위하여 호흡수와 깊이, 호흡음 등을 지속적으로 관찰한다.
- 비강이나 처방된 다른 경로를 통해 산소를 2~5L/min 정도 투여하고, Corticosteroid를 정맥주사한다.

2. 심박출량 감소에 대한 간호수행

- 0.9% NaCl 또는 lactated Ringer's solution과 같은 수액을 빠르게 투여하여 확장된 혈관을 채우고 혈압을 상승시킨다.
- 신장의 관류가 적절한지 확인하기 위하여 유치 도뇨관을 삽입하고 시간당 urine output을 관찰한다.
- 혈관수축제를 투여한 후 혈압의 변화가 있는지 관찰하고, 트렌델렌버그 체위(Trendelenburg's position)를 통해 심장으로 귀환하는 혈류의 양이 적절하도록 중재한다.

3. 불안에 대한 간호수행

- 대상자가 안정을 되찾고 의식을 회복하면, 교육을 통해 아나필락시스의 잠재적인 심각성을 인식시켜 예방하도록 한다.
- 아나필락시스나 심한 국소적 반응을 경험한 경우, 반드시 자가주사용 에피네프린을 소지하도록 권고한다.
- 소양증을 완화시키기 위해 얼음주머니를 적용한다.
- 발진 감소를 위해 항히스타민 제제를 투여한다.

아나필락시스 포인트 리뷰

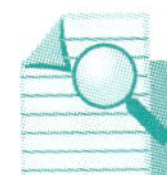

셀프 복습 문제

개요

01 아나필락시스에 대하여 간략히 서술해보자.

① 제1형 즉시형 과민반응으로, ______-______ 면역 반응이 원인이 되어 발생하는 급격한 전신 반응이다.

② 아나필락시스는 주로 ________ 면역의 과민반응이다.

정답

01 ① 항원, 항체
② 체액성

증상

02 아나필락시스의 증상에 대해 기술해 보자.

① 순환기 증상 : ______항진, _________ 확장 등이 일어난다.

② 호흡기 증상 : ______수축, ______________ 저류 등이 일어난다.

③ ______, ________, ______, ______ 등

02 ① 혈관투과성, 모세혈관
② 기도, 기도 내 분비물
③ 콧물, 재채기, 충혈, 눈물

간호

03 아나필락시스의 간호에 대해 기술해 보자.

① ______개방, ______투여

② __________ 체위

③ __________, __________, ____________ 투여

④ 활력징후 관찰

⑤ 기관 내 삽관, 응급기관절개술 시행

⑥ ________ 정맥주입으로 혈액순환량 보강

⑦ ______, ________, ________, ______ 등의 징후 관찰

03 ① 기도, 산소
② 트렌델렌버그
③ 에피네프린, 항히스타민제, 코르티코스테로이드제
⑥ 수액
⑦ 쇼크, 기도 폐쇄, 심부정맥, 발작

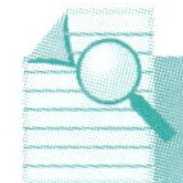

핵심 정리 문제

01 아나필락시스의 병태로 옳지 않은 것은?

① 서맥
② 혈압 저하
③ 모세혈관 확장
④ 혈관투과성 항진
⑤ 기도 내 분비물 저류

02 페니실린 주사로 아나필락시스 반응을 일으킨 환자에 대한 간호중재로 옳지 않은 것은?

① 기도를 확보하고 필요 시 심폐소생술을 실시한다.
② 에피네프린 제제를 피하주사 또는 근육주사 한다.
③ 혈압강하제를 투여한다.
④ 혈액순환량을 보강하기 위해 수액을 보충해준다.
⑤ 5분마다 활력징후를 관찰한다.

03 과민성 쇼크(anaphylactic shock) 시의 간호중재로 옳지 않은 것은?

① 에피네프린을 근육 및 피하주사로 투여한다.
② 소양증을 완화하기 위해 얼음주머니를 대준다.
③ 발진 감소를 위해 히스타민제제를 투여한다.
④ 기도개방하고 산소를 투여한다.
⑤ 스테로이드 제제를 투여한다.

정답

01 ①
아나필락시스 반응에서는 빈맥, 혈압 저하, 혈관 확장, 혈관 투과성 증가, 기도수축 등이 나타난다.

02 ③
아나필락시스에서는 혈압이 저하하므로 혈압상승제를 투여한다.

03 ③
항히스타민 제제를 투여한다.

음식물알레르기 간호관리

1. 병태생리로 보는 음식물알레르기

장관에는 흡수한 음식물에 대한 면역반응을 억제하는 기전(경구 면역관용)이 있는데, 이 기전의 이상이나 미발달이 음식물알레르기의 원인이 된다. 음식물알레르기는 특정 음식의 섭취로부터 15~30분이 지난 후에, 두드러기, 혈관부종, 기관지 천식, 심각한 경우 과민성 쇼크 등을 나타내는 질환이다.

병 인	• 계란, 유제품, 밀(소아의 경우) • 갑각류, 어패류, 메밀(성인의 경우)
병 태	• 소아에게 많음 • 특정 음식의 섭취로부터 15~30분이 지난 후, 두드러기, 혈관부종, 기관지 천식, 심각한 경우 과민성 쇼크 등을 나타낸다.
증 상	• 두드러기 • 혈관성 부종 • 기관지 천식 • 과민성 쇼크
진단 및 검사	• 피부반응 검사 – 의심되는 음식으로 외피를 통해 검사 • 음식 일기 기록 – 음식 섭취와 이에 따른 반응에 대한 사건 기록 • 경구적 검사 – 의심되는 음식 섭취하여 반응 관찰 • 중복 맹검 위약조절 – 의심 음식을 다른 형태로 변형시켜 관찰자와 환자가 모두 모르게 하여 편견이 배제되도록 하는 방법 • 식이 제거법 – 의심되는 음식 중 어떤 것을 섭취하지 않을 때 증상이 없어지는지를 관찰하는 방법
치 료	• 증상이 심할 경우에는 **항히스타민제**나 **스테로이드**를 처방한다. • 균형 잡힌 영양을 섭취하도록 한다. • 유아기에 우유나 달걀·닭고기·쇠고기 등 알레르기를 잘 일으키는 음식을 금한다.

2. 음식물알레르기의 간호중재

간호문제	간호진단	간호목표
•호흡기 증상(재채기, 후두부종, 천식음) •피부 증상(담마진, 혈관부종, 아토피성 피부염) •위장 증상(오심, 복통, 설사, 구순부종) •신경계(편두통)의 증상	•손상 위험성	•식이에 대해 수용한다. •체중을 유지한다. •음식에 대한 알레르기 반응을 나타내지 않는다.

간호수행

- 원인이 되는 음식의 성분에 대해 설명하여 알레르기원에 노출되는 것을 예방한다.
- 음식 제한으로 생긴 부족한 영양소를 섭취할 수 있도록 대안 음식과 조리법에 대하여 설명하며, 필요한 경우 영양보충제를 처방, 투여한다.
- 음식 조리에 사용되는 첨가물이나 양념 등에 의해 알레르기가 유발될 수 있고, 보관 과정에서 항원을 포함한 음식에 노출되어 알레르기를 일으킬 수 있음을 설명한다.
- 음식물알레르기에 의해 아나필락시스 반응을 일으킨 병력이 있는 환자의 경우 **에피네프린 자가 주사법**을 교육하여 위험 시 대처할 수 있도록 한다.
- 항원을 포함한 음식을 1~2년 정도 피하면 음식에 대한 과민성이 사라질 수 있음을 설명한다.

TIP

- 음식물알레르기(혹은 음식 과민성)는 원인이 되는 음식에 대한 특정한 IgE 매개반응에 의해 나타난다. 음식물알레르기 항원으로 흔한 것은 우유, 달걀, 조개, 땅콩, 콩, 견과류, 생선, 밀 등이다.
- 음식 불내성(intolerance)은 IgE 매개반응으로 초래되는 면역학적 반응은 아니며 단지 설사나 구토와 같은 비정상적인 신체 증상이 유발되는 것이다. 이는 음식이나 세균, 기생충 등에 함유된 독소에 의한 독소성 반응, 카페인 등의 약물성 반응 또는 원인을 알 수 없는 특이성 반응으로 구분할 수 있다. 보통 음식 불내성 반응이 음식물알레르기 반응보다 많다.

음식물알레르기 포인트 리뷰

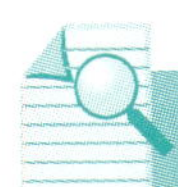

셀프 복습 문제

개요

01 음식물알레르기에 대해 간략히 기술해보자.

– 장관에는 흡수한 ________에 대한 _________을 억제하는 기전(경구 면역관용)이 있는데, 이 기전의 이상이나 미발달이 음식물알레르기의 원인이 된다. 음식물알레르기는 특정 음식의 섭취로부터 15~30분이 지난 후에, 두드러기, 혈관부종, 기관지 천식, 심각한 경우 과민성 쇼크 등을 나타내는 질환이다.

정답

01 음식물, 면역반응

증상

02 음식물알레르기의 증상으로 옳은 것을 모두 골라보자.

① 두드러기
② 혈관성 부종
③ 기관지 천식
④ 과민성 쇼크

02 ①, ②, ③, ④

치료 및 간호

03 음식물알레르기의 치료와 간호에 대해 기술해보자.

① 증상이 심할 경우에는 ____________ 나 ____________ 를 처방한다.

② 균형 잡힌 영양을 섭취하도록 한다.

③ 유아기에 ________ 나 ________, ________, ________ 등 알레르기를 잘 일으키는 음식을 금한다.

④ 원인이 되는 음식의 성분에 대하여 설명하여 __________ 에 노출되는 것을 예방한다.

⑤ 제외한 음식에 대한 영양소를 섭취할 수 있도록 대안적 음식 조리법에 대하여 설명한다.

⑥ 음식알레르기에 의해 아나필락시스 반응을 일으킨 병력이 있는 환자의 경우 ______________ 을 교육하여 위험 시 대처할 수 있도록 한다.

⑦ 항원을 포함한 음식을 1~2년 정도 피하면 음식에 대한 ________ 이 사라질 수 있음을 설명한다.

정답

03 ① 항히스타민제, 스테로이드제제
③ 우유, 달걀, 닭고기, 쇠고기
④ 알레르기원
⑥ 에피네프린 자가 주사법
⑦ 과민성

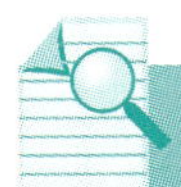

핵심 정리 문제

01 음식물알레르기의 증상으로 옳지 않은 것은?

① 두드러기
② 혈관성 부종
③ 기관지 천식
④ 과민성 쇼크
⑤ 발작성 재채기

02 음식물알레르기의 간호에 대해 옳지 않은 것은?

① 증상이 심할 경우에는 항히스타민제 및 스테로이드제제를 처방한다.
② 우유나 달걀 등 균형 잡힌 영양식품을 섭취하도록 한다.
③ 알레르기원이 되는 음식물에 노출되는 것을 예방하도록 한다.
④ 아나필락시스 반응을 일으킨 병력이 있는 환자에게는 에피네프린 자가 주사법을 교육한다.
⑤ 항원을 포함한 음식을 1~2년 정도 피하면 음식에 대한 과민성이 사라질 수 있다.

정답

01 ⑤
발작성 재채기는 알레르기비염의 증상이다.
* 음식물알레르기로 인한 증상으로 두드러기, 혈관성 부종, 기관지 천식, 과민성 쇼크 등이 나타난다.

02 ②
우유, 유제품, 달걀, 닭고기, 쇠고기 등은 알레르기를 잘 일으키는 음식이므로 피하도록 한다.